图解新编中医四大名著

主编 周重建 郭 号

风温 温热 温疫
温毒 冬温
暑温
伏暑
温湿 寒湿
温疟
秋燥

温病条辨

WENBING TIAOBIAN

天津出版传媒集团

天津科学技术出版社

图书在版编目（CIP）数据

温病条辨 / 周重建，郭号主编 . —— 天津 ： 天津科
学技术出版社，2021.9
　（图解新编中医四大名著）
　ISBN 978-7-5576-9617-7

　Ⅰ . ①温… Ⅱ . ①周… ②郭… Ⅲ . ①《温病条辨》
- 图解 Ⅳ . ① R254.2-64

中国版本图书馆 CIP 数据核字（2021）第 157846 号

图解新编中医四大名著　温病条辨
TUJIE XINBIAN ZHONGYI SI DA MINGZHU WENBING TIAOBIAN
责任编辑：胡艳杰

出　　版：天津出版传媒集团
　　　　　天津科学技术出版社

地　　址：天津市西康路 35 号
邮　　编：300051
电　　话：（022）23332695
网　　址：www.tjkjcbs.com.cn
发　　行：新华书店经销
印　　刷：北京兰星球彩色印刷有限公司

开本 880×1230　1/32　印张 6　字数 300 000
2021 年 9 月第 1 版第 1 次印刷
定价：68.00 元

编委会名单

前言

花生叶

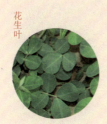

厚朴

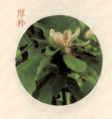

厚朴

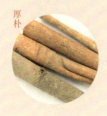

　　在信息沟通手段飞速发展的今天，日常保健、疾病预防，还有营养饮食成了人们热议的话题。了解得多了，许多人便产生了疑惑：每个人最不可缺少的究竟是什么？

　　吴瑭著述的《温病条辨》，为温病学一本重要的代表著作。在中医发展的长河中，它的地位更是不容小觑，因为它有着重要的学术贡献。然而，如果我们"生吞"其中的理论，一定会觉得生涩、难懂。

　　所以，本书从"上焦篇"和"下焦篇"出发，各自依次节选了其中的精彩内容。最关键的是，还对其进行了趣味性、科学性和实用性的解读和诠释。

　　无论是架构还是内容，本书都熠熠生辉。简单言之，本书具有以下四大特色。

　　其一，只取原文之"精髓"。

　　在每篇内容的开始，都设置了"原文精选"一栏，筛选出了原文中最能够体现"精髓"内容的部分，重在简短。这样方便读者开篇阅读，使其能抓住其"要害"之处。

其二，"译文"可引领你深入"奥秘"。

在阅读原文的基础上，再配合译文，不仅使读者对其中的精华理论有一个更加深入的理解，也帮助读者进而完成深层次的"挖掘"。

其三，"注释"为你理解原文"增色"不少。

其中，不光有单字的注释，还有词的注释，主要是针对那些难以理解或者容易理解错误的字或词。有了它们，会更有助于你在原文理论中"寻踪探宝"！

其四，"延伸阅读"——真正的健康"必杀技"。

生活中，哪些做法有害健康，哪些做法有益健康；饮食上，哪些是该吃的，哪些是不该吃的；什么样的患者，该享用什么样的药膳；什么样的患者，该采取什么样的疗法；健康者，又该如何给疾病"设个防"……林林总总，都在本书中得到了完美的呈现。

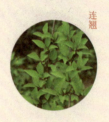

连翘

本书不仅没有铺展枯燥的理论，也略去了陈设乏味的学术语，有的只是实用、精妙、引人入胜的养生、保健"撒手锏"。

如果你想让自己变得更健康，此书就是你的选择。原因很简单，它真的不容错过，值得各种喜欢养生的人群阅读、学习和应用！尤其是温病学爱好者们！

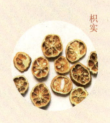

枳实

特别说明：为保持原著风貌，书中所有验方的剂量均维持原状，未作换算，读者朋友们在阅读和使用时，请咨询当地医师并在医师指导下使用！

读者交流邮箱：228424497@qq.com。

编委会

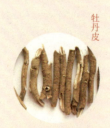

牡丹皮

目录

图解新编中医四大名著 黄帝内经

黄连

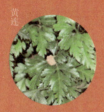

薏苡仁

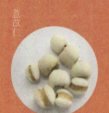

甘草

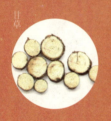

上焦篇

风温 温热 温疫
温毒 冬温

下焦篇

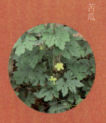

苦瓜

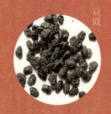

豆豉

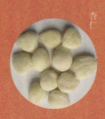

杏仁

上焦篇

风温者,初春阳气始开,厥阴行令,风夹温也。温热者,春末夏初,阳气弛张[一],温盛为热也。温疫者,厉气流行,多兼秽浊,家家如是,若役使然也。温毒者,诸温夹毒,秽浊太甚也。暑温者,正夏之时,暑病之偏于热者也。湿温者,长夏初秋,湿中生热,即暑病之偏于湿者也。秋燥者,秋金燥烈之气也。冬温者,冬应寒而反温,阳不潜藏,民病温也。温疟者,阴气先伤,又因于暑,阳气独发也。

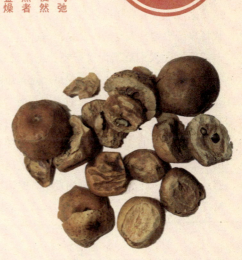

风温 温热 温疫 温毒 冬温

风温者，初春阳气始开，厥阴行令，风夹温也。温热者，春末夏初，阳气弛张①，温盛为热也。温疫者，厉气流行，多兼秽浊，家家如是，若役使然也。温毒者，诸温夹毒，秽浊太甚也。暑温者，正夏之时，暑病之偏于热者也。湿温者，长夏初秋，湿中生热，即暑病之偏于湿者也。秋燥者，秋金燥烈之气也。冬温者，冬应寒而反温，阳不潜藏，民病温也。温疟者，阴气先伤②，又因于暑，阳气独发也。

温热发生，是由于春末夏初，大自然的阳热之气已经生发了起来，气候因温而转热，因此使温热病邪得以形成，这种病邪通常能够直接犯于气分或营血分，使温热发生。温疫的发生原因是因为遭受了疫疠之气，这种疫疠之气常常夹有秽浊之气，在发病以后，能彼此传染从而流行起来，导致每家每户均有人发病，在病情方面也有相似之处，如同每家要分摊劳役一般，因此人们称其为"温疫"。温毒发生，是因为在温邪中夹杂着毒邪，即其中的秽浊之气更为严重，这是患病以后会导致头面肿大，或咽喉肿痛腐烂，或皮肤红肿发斑的原因。而"暑温"这种病邪的发生，是因为在盛夏的时候感受了较盛的暑邪中热，也就是说，因暑热病邪而发生的疾病。湿温的发生，则是因为在夏末秋初的长夏季节里，由于天暑下迫，地湿上蒸，所以遭遇了暑邪中湿较偏盛的病邪之一，也就是说，是因湿热病邪而出现的一种疾病。秋燥的发生，是因为在秋天气候干燥、天高气爽的情况下遭遇了燥邪，从而引发的一种疾病。冬温的发生，是因为冬天的天气应寒冷而变得反常的温暖，自然界的阳气根本无法隐藏，所以就使风热病邪得以形成，只要感受了这种病邪，就会发生和风温极为类似的一种疾病。另外，还有温疟，它是由于人体的阴气已经有所耗伤，再加上在夏天的时候又感受了暑邪，从而引发的疾病，由于阳热亢盛是其主要的表现，因此在发病后，只会发热，而不会恶寒。

==========注释==================================

①张：发动。
②伤：耗伤。

============延伸阅读================================

壹 为什么天热不适宜敞胸、凉背

因为人体的脏器尽在胸腔之内，这些脏器都十分娇嫩、喜暖怕凉，宜暖捂之；人体十四经络督、任两脉的穴位也都分布在躯干的中心线上。如果让胸背受了凉，就容易引发肠胃、呼吸道和心血管系统的种种疾病。盛夏的天气炎热，机体产生的热量高于体外温度，周身热烘烘的。这时，皮肤和肌肉微血管处于弛缓舒张状态，尤其是进入睡眠后，神经系统的兴奋性刺激信息减弱，机体抵抗力更加虚弱，整个机体基本上处于"无设防"的状态，风邪便可"长驱直入"。

贰 多吃花生，有好处

花生又叫"落花生""长生果"。花生被全世界公认为是一种植物性高营养食品，被称为"植物肉""绿色牛奶"，真是名副其实。每100克花生含蛋白质27.6克，含脂肪50克左右，且其中不饱和脂肪酸占80%，钾674毫克，另含维生素C以外的多种维生素、亚油酸、卵磷脂、脑磷脂以及多种矿物质等，钙含量高，是猪肉的11倍，含铁量比牛奶高25%。

花生因含有不饱和脂肪酸，可以预防心脏病。花生衣含有止血素，有凝血、止血的作用，所以吃花生不要弃掉花生衣。花生含有大量的油脂、维生素，浆汁多，对口唇干裂、口角炎有防治作用。花生含有白藜芦醇化合物，有助于降低癌症和心脏病的发病率。中医认为，花生有醒脾开胃、理气补血、润肺利水和健脑抗衰老等作用。

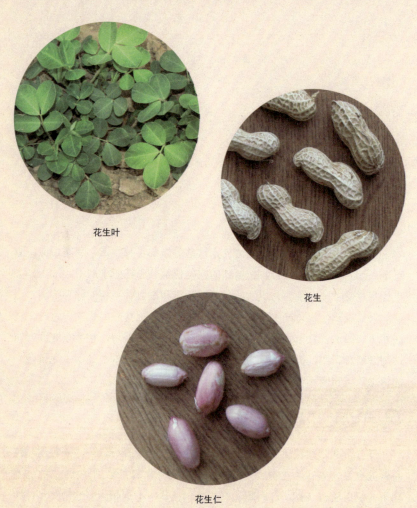

花生叶

花生

花生仁

风温　温热　温疫　温毒　冬温

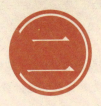

> 天地与人之阴阳，一有所偏，即为病也。偏之浅者病浅，偏之深者病深；偏于火者病温、病热，偏于水者病清、病寒，此水火两大法门之辨，医者不可不知。烛①其为水之病也，而温之热之；烛①其为火之病也，而凉之寒之，各救其偏，以抵于平和而已。

　　天地的运行规律如果正常，那么人体的生命规律也就正常，也就不会得病！天地与人体的运行规律如果有偏差，那么就会引发疾病，偏差小所产生的疾病程度轻微，偏差大所产生的疾病程度严重；若火热偏盛，则会引发温热性质的疾病，若水湿偏盛，则会引发阴寒性质的疾病。这就是水与火两类性质不一样的病邪产生两种不一样疾病的差别所在，医生一定要知道。要想辨明其是否为寒凉性质的疾病，应采用温热的治疗方法；要想辨明其是否为火热性质的疾病，应采用寒凉的治疗方法，用药物对其偏颇进行纠正，从而实现阴阳的平衡协调。

======注释============================

①烛：照亮。

壹 营养丰富、不容错过的"毛肚火锅"

原料 黄牛毛肚、葱白、青蒜苗各250克，花椒、川盐各10克，牛肝、牛腰、醪糟汁、牛脊髓各100克，豆豉40克，黄牛背柳肉150克，郫县豆瓣125克，鸡蛋清6克，鲜菜500克，味精2克，牛肉汤2500克，干辣椒40克，香油1克，绍酒15克，牛化油200克，姜片50克。

制法

1. 首先把毛肚上的杂物抖尽，然后摊于案板上，将肚叶层层理直，再用清水反复清洗直到没有黑膜和草味，切去肚门的边沿，然后撕去底部的油皮，按一张大叶和一张小叶为一连，顺纹路切断，再将每连叶子理顺摊开，切成宽约15厘米的片，用凉开水漂起。分别把牛肝、牛腰、牛肉切成又薄又大的片。把葱和青蒜苗均切成长7～10厘米的段；把洗净的鲜菜撕成长片。

2. 把炒锅放在旺火上，然后放入75克的牛化油。待油烧至六成热，放入豆瓣（剁细）炒酥，然后加入姜末、辣椒节、花椒炒香，再加入牛肉汤烧沸。盛入锅内，放在旺火上。然后放入绍酒、豆豉（剁细）、醪糟汁，烧沸出味，撇尽浮沫，成火锅卤汁。吃时，待大锅卤汁烧开上桌。

3. 上桌时，将脊髓、毛肚、肝、腰、牛肉及青蒜苗、葱段、鲜菜分别盛入小盘中，和川盐、牛油同时上桌，荤素原料随吃随烫。并根据汤味浓淡适量，加入川盐和牛油。

4. 给每一食者备一鸡蛋清、香油，然后加入味精调成的味碟，供蘸食用。

特色 吃火锅既可摄其营养，还可醒胃健脾，治病驱湿，有一定的食疗价值。

贰 胡萝卜，会带给我们什么呢

胡萝卜又称"黄萝卜""红萝卜"等。胡萝卜中含有一种极重要的物质——胡萝卜素。胡萝卜与脂肪共炒后，其中的胡萝卜素可以转化为维生素A或者到人体内转化为维生素A。因此，胡萝卜素又称"维生素A原"。

胡萝卜所含的胡萝卜素比一般蔬菜和粮食高。维生素A缺乏者，会出现皮肤粗糙、眼干，易患夜盲症，身体抵抗力差，易发生呼吸系统和泌尿系统疾病。近年来，科学家又发现，维生素A缺乏者的癌症发病率比普通人高2倍多，特别是肺癌发病率最高。胡萝卜中还含有大量的木质素，也有提高机体抗癌免疫力的功效。

胡萝卜中还含有槲皮素，它是组成维生素P的有关物质，同时可以促进维生素C改善微血管的功能，增加冠状动脉流量。胡萝卜中还含有一种能降低血糖的物质，是糖尿病患者的佳蔬良药。

每100克胡萝卜中含蛋白质0.6克，脂肪0.3克，糖类7.6～8.3克，钙19～32毫克，铁0.6毫克，胡萝卜素1.35～17.25毫克，维生素B_1 0.02～0.04毫克，维生素B_2 0.04～0.05毫克，维生素C 12毫克。胡萝卜的吃法很多，可炒、烧、炖、煮食，也可制作成馅、炸丸子等。不宜生吃，生吃的吸收效果不好。

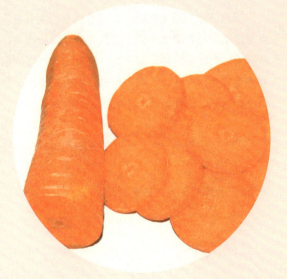

胡萝卜

风温 温热 温疫 温毒 冬温

太阴之为病，脉不缓不紧而动①数，或两寸独大，尺肤热，头痛，微恶风寒，身热自汗，口渴，或不渴，而咳，午后热甚者，名曰温病。

因温邪侵犯手太阴肺经而引发病变的主要表现特征：脉象既不浮缓，也不浮紧，而是躁动快速，或双手的寸部脉比关、尺部明显变大，并且明显有力，尺肤部发热，头会痛，会有比较轻微的怕风和怕冷的感觉，整个身体会发热，有汗，口渴，但是，也可口不渴，却咳嗽，午后的发热情况会比较明显。该种类型的疾病被人们称为"温病"。

=======注释=============================

①动：脉流动有力，脉象明显。

=======延伸阅读===========================

壹 我们应该像猫一样放松地生活

猫具有令人羡慕的完全放松的能力，没有任何东西能够把它们从安宁中唤醒——不论是在它们的鼻子边嗡嗡盘旋的苍蝇，还是男女主人大声讨论当天发生的事，对它们都没有任何影响。换句话说，当猫决定"现在是放松的时候"，没有任何东西、任何人可以夺走它们的休息时光。猫的这一本领让人羡慕不已：如果我们也能这样放松地生活或者工作，那该有多好啊！

其实，我们完全可以做到像猫一样随时随地放松。在现实生活中，我们必须重新学会放松的本领。我们对紧张常常本能地表现出应激反应，而放松则必须由我们有意识地去完成。放松身心、舒缓压力的方法其实很简单：向猫学习，让放松成为我们最重要的功课。

贰 手机基站辐射，大家不用太担忧

在市区内的许多居民楼上都安装有手机基站，其实这是一种比较普遍的现象。有一部分市民总是担心这样的装置所产生的电磁辐射会对人体产生危害。其实，这个问题大家没必要担心。手机辐射与手机基站辐射不同。一般一部手机的电磁辐射值为0.03～0.7微瓦，而一个手机基站的辐射值在10微瓦。

另外，电磁辐射是距离越近、受辐射时间越长，所受到的伤害越深，而我们一般的居民楼顶上安装的手机基站离我们的距离为安全距离，所以大家完全可以放心！

风温 温热 温疫 温毒 冬温

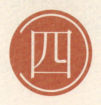

======原文➡译文 ================================

> 太阴风温、温热、温疫、冬温，初①起恶风寒者，桂枝汤主之；但热不恶寒而渴者，辛凉平剂银翘散主之。温毒、暑温、湿温、温疟，不在此例。

风温、温热、温疫和冬温这几种疾病，邪在手太阴肺经，初起的时候如果有比较明显的怕风、怕冷感，可以采用桂枝汤进行治疗。仅发热，而无怕风、怕冷感且口渴的，则可采用辛凉平剂银翘散进行对症治疗。而温毒、暑温、湿温和温疟等不在该范围内。

======注释================================

①初：起初。

======主攻汤方================================

名称 辛凉平剂银翘散方。

成分 连翘、金银花各30克，桔梗、薄荷、牛蒡子各18克，淡竹叶、荆芥各12克，甘草、淡豆豉各15克。

用法 将以上药物捣成粗末，每次用18克，用鲜苇根汤煎煮。等闻到药物

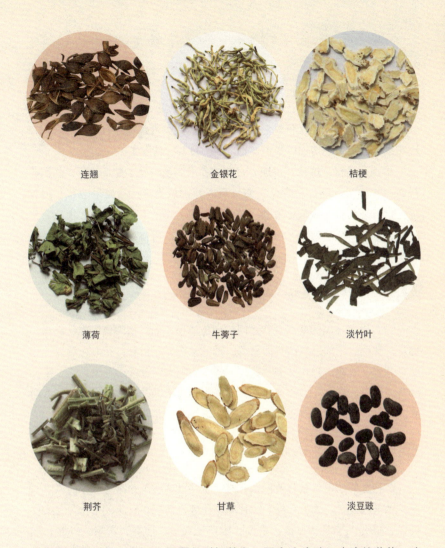

连翘　　　　　　金银花　　　　　　桔梗

薄荷　　　　　　牛蒡子　　　　　　淡竹叶

荆芥　　　　　　甘草　　　　　　　淡豆豉

散发的大量香气时即可，不要长时间煎煮，因为治疗肺经疾病的药物，应
该取其轻清之气，煎煮时间过长，药气就会散发，味厚则入中焦，而不易
进入肺经。病情重的，4小时服1次，即白天服3次，夜间服1次；病情轻
的，6小时服1次，即白天服2次，夜间服1次；服药后病情未得到解除的，
可再服。

壹 草药与食物间的配伍，有何禁忌

对于药食之间的配伍禁忌是否正确，历代美食家都存有争议，我们在现实生活应用中不妨加以参考，以减少不良反应的发生。

猪肉反乌梅、桔梗、黄连、百合、苍术；羊肉反半夏、菖蒲，忌铜、丹砂；狗肉反商陆，忌杏仁；鲫鱼反厚朴，忌麦冬；猪血忌地黄、何首乌；猪心忌茱萸；鲤鱼忌朱砂；鹊肉忌白术、李子；葱忌常山、地黄、何首乌、蜂蜜；蒜忌地黄、何首乌；萝卜忌地黄、何首乌；醋忌茯苓；茶忌土茯苓、威灵仙等。

贰 食物与食物间的配伍，有何禁忌

自古以来，民间就有食物之间的配伍忌讳，如：猪肉忌荞麦、鸽肉、鲫鱼、黄豆；羊肉忌醋；狗肉忌蒜；鲫鱼忌芥菜、猪肝；猪血忌黄豆；猪肝忌荞麦、豆酱、鲤鱼肠子、鱼肉；鲤鱼忌狗肉；龟肉忌苋菜、酒、果；鳝鱼忌狗肉、狗血；鹊肉忌猪肝；鸭蛋忌桑椹子、李子；鸡肉忌芥末、糯米、李子；鳖肉忌猪肉、兔肉、鸭肉、苋菜、鸡蛋等。

叁 中草药与中草药间的配伍，有何禁忌

药物之间的配伍禁忌遵循金元时期总结概括出来并沿用至今的"十八反""十九畏"。"十八反"：甘草反甘遂、大戟、海藻、芫花；乌头反贝母、瓜蒌、半夏、白蔹、白及；黎芦反人参、沙参、玄参、丹参、细辛、芍药。"十九畏"：硫黄畏朴硝，水银畏砒霜，狼毒畏密陀僧，巴豆畏牵牛，丁香畏郁金，川乌、草乌畏犀角，牙硝畏三棱，官桂畏石脂，人参畏五灵脂。

风温 温热 温疫 温毒 冬温

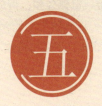

原文➡译文

> 太阴温病，恶风寒，服桂枝汤已，恶寒解，余病不解者，银翘散主之。余证悉减①者，减其制。

太阴温病初起均有怕风、怕冷感。服了桂枝汤之后，怕风、怕冷感虽已解除，但是仍有发热、口渴和咳嗽等症状。这表明表寒已解，温邪外发，所以应禁用桂枝汤，应选用银翘散进行治疗。若发热和口渴的症状不明显，则该减少银翘散内药物的剂量。

注释

①减：减少。

延伸阅读

壹 养肺"法宝"之一 —— 银鱼

原料 银鱼500克，面粉25克，鸽蛋清15克，豆油600克，味精1.5克，鸽蛋黄50克，白糖5克，曲酒、干淀粉各10克，白胡椒粉0.5克，面包屑150克。

制法　首先把银鱼摘去头，抽去肠，用清水漂清，然后沥水，放入碗内。加入曲酒、味精、白胡椒粉、白糖拌和，再放入鸽蛋清、鸽蛋黄、干淀粉、面粉拌匀，裹上面包屑。把放在旺火上的锅烧热，然后舀入适量的豆油，待油烧至七成热时放入银鱼，用漏勺抖散，炸至金黄色即可。

特色　色泽金黄，外脆里嫩，滋味鲜香。

功效　善补脾胃，且可宣肺、利水。

适用　脾胃虚弱、肺虚咳嗽、虚劳诸疾。

贰　养血"经典"之一 —— 鲶鱼羹

原料　鲶鱼1条（约重250克），湿淀粉30克，鸡蛋2个，生姜3片，盐2克，植物油适量。

制法　首先把鲶鱼去内脏，洗净，切成块，放入油锅用生姜爆炒，然后取出放入锅中，加入适量的水，用旺火煮沸，再用小火煮约1小时，汤成取汁。把打散的鸡蛋搅匀，倒入鲶鱼汤中，加入盐调味，用湿淀粉勾芡即可。

特色　羹稠味鲜。

功效　益气补脾，养血催乳。

适用　产后气血不足，或脾虚水肿。

叁　让我们来了解下"鸡肉"

性味归经　味甘，性温。归脾、胃经。

营养成分　含蛋白质、脂肪、钙、磷、铁、钾、钠、氯、硫、氧化镁、氧化铁、氧化钙、维生素（A、B_1、B_2、C、E）、烟酸等。

功效　益气温中，养血填精。

适用　脾胃气虚或阳虚所致的四肢无力、食少泄泻、胃脘隐痛、肢体浮肿、崩漏带下；血虚所致的头晕眼花、产后乳汁稀少；肾精气亏虚所致的小便频数、耳聋失聪、精少精冷等。

风温 温热 温疫 温毒 冬温

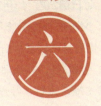

====== **原文→译文** ==========================

太阴风温，但咳，身不甚①热，微渴者，辛凉轻剂桑菊饮主之。
咳，热伤肺络也。身不甚热，病不重也。渴而微，热不甚也。恐病轻药重，故②另立轻剂方。

风温，邪在手太阴肺经，症状是咳嗽，发热不明显，口微渴的，采用辛凉轻剂桑菊饮治疗比较适宜。

咳嗽的发生，是因为风热之邪客于肺经，肺络受伤，身热不甚，说明病情并不算严重。若有轻微的口渴症状，说明热势不重，津伤也不明显，若用银翘散，恐怕会导致辛凉过重，因此应选择作用比较轻的药剂才行。

====== **注释** ==============================

①**甚：**很。

②**故：**所以。

====== **主攻汤方** ==========================

名称　辛凉轻剂桑菊饮方。

成分　杏仁、芦根、桔梗各6克，连翘5克，薄荷、甘草各2.5克，桑叶8

克，菊花3克。

用法 用水2杯，煮取1杯，每日服2次，如用药两三天病情未解除，反而出现呼吸粗大如喘息一般，这是燥热犯于肺经气分的缘故，方中加入石膏、知母；如见舌红绛，而傍晚身热较甚，口中较干燥的，是病邪深入营分的表现，可加入玄参6克、犀角3克；如病邪深入血分，在桑菊饮中去掉薄荷和芦根，加入麦冬、细生地、玉竹、牡丹皮各6克；肺热较甚的，加入黄芩；口渴明显的，加入花粉。

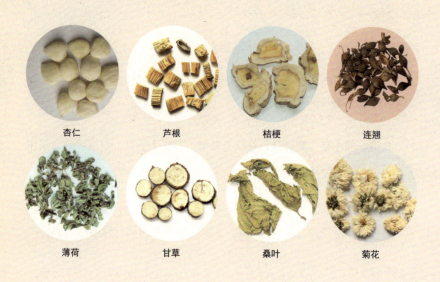

杏仁　　　芦根　　　桔梗　　　连翘

薄荷　　　甘草　　　桑叶　　　菊花

=====延伸阅读=========================

脂肪燃烧大提速的五招

"拥抱"绿茶

绿茶不仅能抗癌，还能加快新陈代谢。研究结果表明，每日喝3次绿茶或摄入3次绿茶萃取物的人，其新陈代谢速度比不喝绿茶的人快4%。也就是说，每日多燃烧60卡路里（1卡路里≈4.2焦耳）热量，一年减掉2.72

千克脂肪。这大概是因为绿茶含有儿茶酸，儿茶酸能增加体内降肾上腺素的水平，而降肾上腺素能加快新陈代谢速度。

坚持力量练习

力量练习是迅速燃烧脂肪最重要的一招。运动生理学专家认为，运动0.45千克肌肉燃烧掉的脂肪释放出来的热量相当于燃烧等量脂肪的9倍。力量练习能有效提高人体静止时的新陈代谢速度，即使你坐着不动，也能燃烧更多的脂肪。而且，当你做完力量练习后，身体会迎来一个新陈代谢的高峰：内循环高速运行，并将持续2个小时。如果你没时间做力量练习，那就做简单的蹲起、高抬腿、蛙跳、俯卧撑、引体向上或是踩登山机。这些运动都不需要太多时间，每种做10组，最后呈现的效果一定会让你觉得投入的时间很值。

多吃香蕉

香蕉里含有丰富的钾元素，钾能通过调节体内水的平衡，来加快新陈代谢速度。如果你的身体缺水，新陈代谢速度就会降下来，脂肪燃烧就会减少。每日，要确保摄入2000毫克的钾，而一根香蕉中含有450毫克钾，一杯牛奶含有370毫克钾，一只橘子中含有250毫克钾。

水，喝了一杯又一杯

德国的最新研究发现，当在一定时间内喝下17盎司（约2杯）水后，人体内的新陈代谢会加快30%。按照这一研究结果，每日喝下1.5升的水，每年能多燃烧掉17400卡路里热量，减掉2.25千克体重。

用杂粮代替淀粉

你不能没有精致的主食，是吗？可是，精细的碳水化合物，比如面包、马铃薯和米饭，能刺激胰岛素分泌，从而降低体内的新陈代谢水平。因此，你应该控制饮食中的淀粉摄入量，而不是把注意力都转移到水果、蔬菜和粗粮上去。在买全麦面包时，你最好先看看营养成分列表上标注的是不是全麦。

风温 温热 温疫 温毒 冬温

========= **原文➡译文** ==============================

太阴温病，脉浮洪，舌黄，渴甚，大汗，面赤①，恶热者，辛凉重剂白虎汤主之。

切手太阴肺经的温病，若出现了这样的症状——脉象浮洪，舌苔呈黄色，口渴较甚，身上出大汗，面部红赤，身怕热等，那么可以采用辛凉重剂白虎汤来对症治疗。

========= **注释** ==================================

①赤：红。

========= **主攻汤方** ==============================

名称　辛凉重剂白虎汤方。

成分　生石膏（研细）、白粳米各30克，知母15克，生甘草9克。

用法　上药用水8杯，煎煮成3杯，分3次温服。如服药后病情减轻，则可减少以后所服药的剂量；如病情未见减轻，就按前量继续服用。

这四道药膳真的不可少

红花丹参蒸鱼翅

原料 红花、桃仁、川芎各3克，丹参6克，鱼翅、火腿肉各50克，菜胆100克，绍酒、葱、姜、盐、鸡汤各适量。

制法 把红花、丹参、桃仁、川芎分别洗净，装入蒸杯内，加清水50毫升，上笼蒸1小时，取出去渣，留药液待用。将鱼翅发透，撕成丝状；火腿切成片；菜胆洗净，切成段；姜拍松，葱切段。把药汁液、鱼翅、绍酒、姜、葱、盐、菜胆、火腿肉同放蒸杯内，再加入鸡汤适量，用大火大汽蒸30分钟即成。

用法 每日2次，每次服用1/2，1日服完。佐餐食用或单服。

功效 活血化瘀，滋补气血。

适用 心血瘀滞型心脏病。

山楂炒肉条

原料 猪瘦肉1000克，山楂100克，豆油250克，姜、葱、料酒、味精、花椒粉、白糖、香油、植物油各适量。

制法 锅置火上，注清水适量，放入50克山楂后用旺火烧沸，再放入猪瘦肉，煮至六成熟时将其捞出晾凉，然后切成粗条。将肉条放大碗内，加姜、葱、料酒、花椒面、豆油拌匀，腌制1小时，沥去水分待用。锅内放植物油烧热，用微火炸腌好的肉条，待水分炸干并呈微黄时捞出沥油。锅留底油，下余下的50克山楂稍炒，将炸好的肉条倒入锅中同炒至干，再调入少许味精、白糖，淋入香油即成。

功效 新鲜的山楂富含胡萝卜素、维生素C及一定量的果胶、黄酮类化合物、植物固醇、皂甙等，可增加冠脉流量，且瘦肉中的胆固醇含量也较低。

用法 佐餐食用。

适用 血压高、血脂高以及心血管疾病。

桃仁旋覆花鸡

原料　桃仁10克，旋覆花、三七各5克，沉香4克，青葱5根，鸡1只，绍酒、姜、盐、上汤各适量。

制法　先把桃仁去皮尖，旋覆花洗净，沉香打粉，三七打粉，共装入纱布袋中；鸡宰杀后，去毛、内脏及爪，洗净；姜切丝，葱切段。把鸡放在蒸盆内，将盐、绍酒抹在鸡身上，把桃仁、旋覆花、葱、沉香、田七、姜放入鸡腹内，加入上汤1000毫升。把盛鸡的蒸盆置蒸笼内，蒸1小时即成。

功效　滋补气血，活血化瘀。

用法　每日1次，每次食鸡肉50克，喝汤。

适用　心气不足、气血瘀滞型心脏病。

白萝卜煨羊肉

原料　羊肉、白萝卜各500克，盐、胡椒粉、葱花、料酒各适量。

制法　羊肉去筋膜，切成块，入沸水锅中焯一下，捞出洗净；白萝卜去皮洗净，切成片待用。锅置火上，加入清水，放羊肉烧沸，再改用小火煨至羊肉熟，加入盐、料酒、葱花、萝卜片，至羊肉烂熟、萝卜片入味，调入胡椒粉即可。

功效　白萝卜含有丰富的维生素C、氨基酸等营养物质，能降低体内胆固醇含量，减少高血压、冠心病的发生。羊肉含蛋白质、脂肪、钙、铁、磷和维生素A、维生素B_1、维生素B_2，有温中祛寒、温补气血等作用。二者合烹，除健体壮阳外，还有降血压、降血脂、防冠心病等功效。

用法　佐餐食用。

适用　血压高、血脂高。

风温 温热 温疫 温毒 冬温

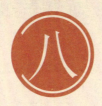

======= 原文➡译文 ==

> 太阴温病，脉浮大而芤①，汗大出，微喘，甚至鼻孔扇者，白虎加人参汤主之；脉若散大者，急用之，倍人参。

手太阴肺经的温病，其脉浮大而中空。若身上出大汗，气喘轻微，且鼻翼扇动，应采用白虎加人参汤对症治疗；若脉散乱虚大，则要急用且要对人参剂量加倍。

======= 注释 ==

① 芤：脉象的一种，手指轻按觉粗大，稍用力便觉得空无力，如按葱管。

======= 延伸阅读 ==

壹 睡觉时"四不要"

不要戴假牙

个别牙缺失而做活动假牙修复者，为防止假牙脱落掉入食管或气管，睡觉时以不戴为好。装了全口假牙的人，在形成习惯之前，可以戴着假牙睡觉，以加快习惯过程。使用习惯后，则可在临睡前摘下假牙，将其浸泡在清洗液或冷水中，早上漱口后，再将其放入口腔。

不要在枕边放手机

有的人为了通话方便，晚上睡觉时将手机放在枕头边。其实，手机在开启和使用过程中，会有大量不同波长和频率的电磁波释放出来，形成一种电子雾，电子雾会影响人的神经系统等的生理功能。研究表明，手机辐射会诱发细胞癌变。

不要戴乳罩

调查显示，女性戴乳罩睡觉容易患乳腺癌。原因是长时间戴乳罩会影响乳房的血液循环和部分淋巴液的正常流通，使身体不能及时地清除体内的有害物质，久而久之，可能使正常的乳腺细胞发生癌变。

不要带妆睡觉

有些女性，尤其是青年女性，她们常常在睡觉时不卸妆，或带着残妆睡觉，这样的话，化妆品就会堵塞肌肤毛孔，造成汗液分泌障碍，妨碍细胞呼吸，长此以往会诱发粉刺，损伤容颜。所以，睡前卸妆很有必要。及时清除残妆对颜面的刺激，让肌肤得到充分的呼吸，不仅可保持皮肤润泽，还有助于提高睡眠质量。

贰 平时多吃大枣

大枣又名"干枣""枣"等。大枣在人们的生活中占有一席之地，其味鲜甜，营养丰富，是食品也是药品。每100克鲜枣果肉中含有维生素C高达300～600毫克，仅次于刺梨和沙棘，是柑橘含量的10～17倍，是香蕉的50～100倍，是鸭梨的75～150倍，是苹果的50倍，被誉为"天然的维生素丸"。另外，大枣中还含有维生素D和维生素P。此外，每100克鲜大枣中含有蛋白质1.2～3.7克，脂肪0.1～1.5克，糖20～30克，维生素B_1 0.09毫克，维生素B_2 0.1毫克，钙71.2毫克，磷35.7毫克，铁2.4毫克，钾261.5毫克，钠17.7毫克，烟酸0.81毫克，还含有镁、铜、锌、硒等矿物质。

枣中的维生素C含量特别高，对防癌、抗癌有重要作用。所含大量的维生素P能对人体的毛细血管起保护作用。常吃大枣可以有效地防治高血压及心血管疾病。枣中含有的铁，有补血作用。

总之，多吃枣对营养不良、贫血头晕、白细胞减少、血小板减少、心血管疾病、癌症均有预防和辅助治疗作用。

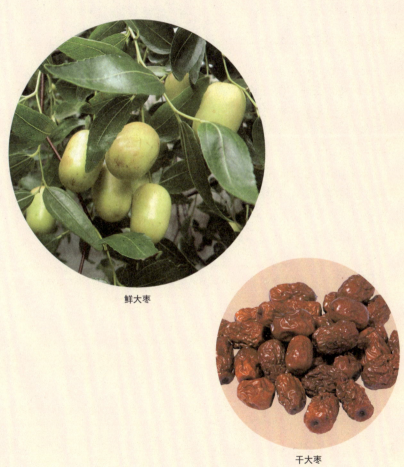

鲜大枣

干大枣

风温 温热 温疫 温毒 冬温

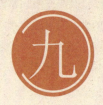

原文➜译文

白虎本为达①热出表，若其人脉浮弦而细者，不可与也；脉沉者，不可与也；不渴者，不可与也；汗不出者，不可与也；常须识此，勿令误②也。

白虎汤所能起到的作用原本是透达气分的热邪从表而解，若患者的脉象浮、弦且细，那么应禁用；若患者的脉沉，也不能用；若患者口不渴，也不能用；对于身热无汗的，也应禁用；医生须充分认识到这一点，千万不可误用白虎汤。

注释

①达：透达。

②误：误用。

延伸阅读

壹 不一样的"石膏粥"和"双豆百合粥"

石膏粥

原料　生石膏60～100克，粳米50克。

制法　先以水煮生石膏，取汁去渣，再用汁煮米做粥。

功效　清热，止渴，定喘。

用法　可供早、晚餐食用。但非高热及胃肠功能虚弱者慎用。

适用　高热不退、神昏谵语、口渴、多汗、头痛、喘促、烦躁不安、尿短赤等。

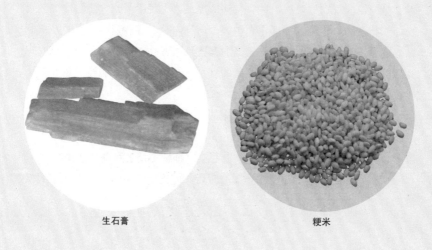

生石膏　　　　　　　　　　　　　粳米

双豆百合粥

原料　绿豆、赤小豆、百合各30克，猪瘦肉100克，盐、味精、葱、姜各适量。

制法　猪肉切丝，下锅加入姜、葱、盐、味精炒熟。绿豆、赤小豆泡发，同百合（切碎）入锅煮粥，待粥熟后，加入炒好的猪肉丝稍煮即可。

功效　活血凉血，泽肤除斑。

用法　每日早、晚温热服食。

适用　疱疹、夏天热痱。

贰 电脑使用者的合理膳食

如今人们越来越离不开电脑。电脑虽然给人们的工作、学习和生活带来了方便，但是使用电脑的室内环境正负离子失去平衡，对人体的健康有一定副作用，会引发自主神经失调、忧郁症。另外，电脑荧光屏不时地闪烁和上下翻滚的各种字符会刺激眼睛，电脑使用者常会感到眼睛疲劳、肩酸背痛。如在缺水、营养不足、缺乏维生素的状况下工作，身体对辐射的抵抗能力下降，就容易患病。

为了防止患上职业病，电脑使用者应注意合理膳食。早餐应吃好，营养充分，以保证精力旺盛，并有足够的热量。中餐应多吃含蛋白质高的食物，如猪瘦肉、牛肉、羊肉、鸡鸭肉、动物内脏、各种鱼肉、豆类及豆制品。晚餐宜清淡，多吃含维生素高的食物，如各种新鲜蔬菜，饭后可吃点儿新鲜水果。同时，选用含磷脂高的食物以利健脑，例如蛋黄、鱼、虾、核桃、花生等。

还要有意识地多选食有护眼作用的食物，以防止近视及其他眼疾。对眼睛有益的食物有动物肝脏、牛奶、羊奶、奶油、小米、核桃、胡萝卜、菠菜、大白菜、西红柿、黄花菜、空心菜、枸杞子及各种新鲜水果。

此外，电脑使用者在工作1～2小时后，应活动一下身体，做一下眼保健操。

风温 温热 温疫 温毒 冬温

气血两燔，不可专治一边，故选用张景岳气血两治之玉女煎①。去牛膝者，牛膝趋下，不合太阴证之用。改熟地为细生地者，亦取其轻而不重，凉而不温之义，且细生地能发血中之表也。加玄参者。取其壮水制火，预防咽痛失血等证也。

像手太阴肺经的温病，若气分邪热已经深入血分，就会引发气血两燔证。邪热在气分和血分均旺盛的时候，不能仅治气分，也不能仅治血分，故宜选用张景岳在《景岳全书》中所述的"玉女煎"。然而，采用此法治气血两燔证的时候，还应适量加减：去掉方中的牛膝，因牛膝性质趋下，和病位在上焦的病证是相悖的；原方中的熟地黄也必须改为细生地黄，这是因为熟地黄性温而重浊，与生地黄的性凉和清润是无法比拟的，其善清血分之邪热。方中加用玄参，是由于玄参的作用是生津清热、壮水制火，加入方中可起到预防咽喉疼痛、各种出血证的功效。

①玉女煎：由石膏、熟地黄、麦冬、知母、牛膝组成，主治阴虚胃热诸证。

名称　玉女煎去牛膝熟地加细生地玄参方。（辛凉合甘寒法）

成分　生石膏30克，知母、玄参各12克，细生地黄、麦冬各18克。

用法　上药用水8杯，煎煮成3杯，分2次服用。药渣可以再加水煎，取1杯服用。

疲劳也是病

拖着疲惫的身子回家后，蒙头大睡，一觉醒来还是一个字"累"，累心、累脑，累了全身。你的身子到底还能撑多久？

症状原因　疲劳包括肌肉疲劳、精神疲劳、内脏疲劳等。过度运动时，由于疲劳物质乳酸而产生的疲劳叫作肌肉疲劳。由于工作和人际关系的紧张而过度用脑产生的疲劳，叫作精神疲劳。内脏疲劳是指由于饮食和自主神经的紊乱而产生的疲劳。身体无力等慢性疲劳，是这些疲劳的复合和积蓄。

缓解方法　注意休息。食用富含维生素、矿物质的营养均衡的食物。通过旅行或做自己感兴趣的事情来转换心情也十分有效。

应用穴位刺激方法，通过刺激四个穴位来缓解疲劳。可对内关穴进行指压。对关元、足三里、三阴交穴除指压之外，温灸也很有效果。每日进行穴位刺激，至症状转好为止。

主要穴位　内关、足三里、关元、三阴交、太阳、百会、风池、神庭穴。

操作

内关穴

找法：手腕处最粗横纹的中央开始向肘部三指处。两根筋的中间的凹陷处。这里能起到安定精神等效果。

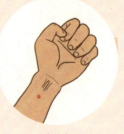

内关穴

刺激方法：用拇指指尖在该穴位进行轻度的垂直按压。每次3～5秒。每回进行3～7次。每日进行，直至症状消除。不可进行强力按压。

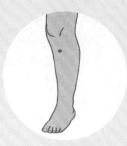

足三里穴

足三里穴

找法：沿小腿正面往上碰到隆起的骨头停止，向小指侧移动一指宽的凹陷处。此穴是调整自主神经的穴位。两腿各一。

刺激方法：用拇指指尖慢慢进行垂直按压。每次3～5秒，重复3～7次。也可用市场上销售的灸具。直至症状消失为止。

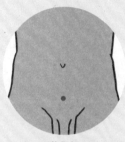

关元穴

关元穴

找法：从肚脐到耻骨分成五等分，从肚脐开始五分之三处。中医认为人生存的能量集中于此穴位。

刺激方法：用拇指指尖在该穴位进行轻度垂直按压3～5秒。呼气时压，吸气时把手拿开。进行3～7次。每日隔着内衣用电暖宝加温1～2小时也可以。

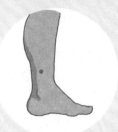

三阴交穴

三阴交穴

找法：首先将脚尖前伸，然后找出内脚踝最高处。将小指的第一个关节的外侧紧贴此处伸直四指，试按内脚踝向膝盖方向正上方食指的第二个关节处，如果有疼痛或者舒服感则为三阴交。

刺激方法：用拇指对该穴位进行每次3～5秒的垂直按压，直至腰痛有所缓和。此外，每周可以用灸具灸2次。妊娠初期绝对禁止。

太阳穴

找法：位于由眉梢到耳朵之间大约三分之一的地方，用手触摸最凹陷处就是太阳穴。

刺激方法：四指并拢，先按摩上下眼睑，然后按摩的手指从眼角处向太阳穴处移动，按摩数分钟。常按摩太阳穴可以促进大脑的血液循环，缓解疲劳。

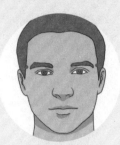

太阳穴

百会穴

找法：头顶正中凹陷处。

刺激方法：在此穴做艾灸，可有效增加大脑的血液供应，使精力快速恢复。百会穴被头发遮盖，做艾灸时需用一片厚纸盖住，以免头发被艾火烧到。

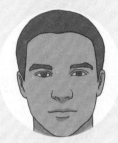

百会穴

风池穴

找法：在颈项后两侧大筋两旁的凹陷中。

刺激方法：按住风池穴所在的陷窝，坚持不动半分钟到1分钟，然后缓慢地按揉此处。每日10分钟。

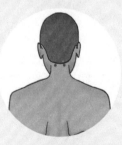

风池穴

神庭穴

找法：在头部中线入发际0.5寸处取穴。

刺激方法：将中指放在神庭穴上，用较强的力点按10次。然后再顺时针揉动20～30圈，逆时针揉动20～30圈即可。

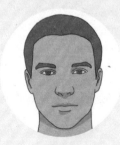

神庭穴

图解新编中医四大名著

风温　温热　温疫　温毒　冬温

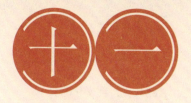

　　太阴温病，血从上溢①者，犀角地黄汤合银翘散主之。其中焦病者，以中焦法治之。若吐粉红血水者，死不治；血从上溢，脉七、八至以上，面反黑②者，死不治；可用清络育阴法。

　　手太阴肺经的温病，热入血分迫血妄行，从而使得血液由上部溢出去，进而引发咯血、吐血和衄血等症，应采用犀角地黄汤，同时配合银翘散进行对症治疗。见到中焦证的表现，也就是按邪在中焦治疗。若患者吐出的血水是粉红色的，或血液从上部溢出，脉息超过了七八次，面色反而发黑者，则表明病情凶险，很难再救治了，可应用清热安络、养阴生津法对症治疗。

　　①血从上溢：咯血、吐血等。
　　②面反黑：热盛而脸红，今面黑者，火极似水，面部出现血液循环障碍，故预后不良。

壹 可以击败"吐血"的药粥和药羹

甘楞粥

原料 煅瓦楞子20克，甘草10克，粳米100克。

制法 先将煅瓦楞子、甘草研细粉备用。再放粳米入锅，注水500毫升，大火煮粥。每次取药粉10克，温粥送服。

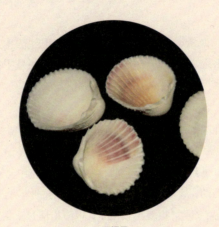

瓦楞子

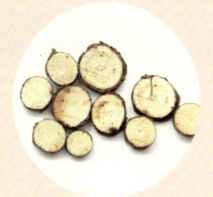

甘草

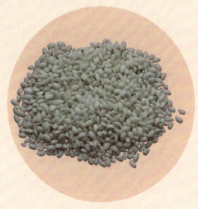

粳米

功效　活血散瘀，制酸止痛。

用法　每日服3次，5日为1个疗程。

适用　瘀血胃痛，症见胃脘刺痛，按之痛甚，固定不移。或有吐血、便血等病症。

茅根猪肉羹

原料　生茅根150克（或干茅根80克），猪瘦肉500克，盐、味精各适量。

制法　先把洗净的猪肉切小块，再和洗净的茅根一同入锅，加入适量的水，煎煮至肉烂羹稠，然后加盐、味精调味至鲜即可。

功效　滋阴清热，利尿消肿，化湿退黄，凉血止血。

用法　每剂可供3～4人佐餐食肉喝汤。

适用　湿热阻滞，肝胆功能失调所致之身目发黄、小便黄赤，或血热所致的吐血、咯血、衄血、尿血、月经过多等；也可用于急慢性肾炎水肿、急慢性泌尿系统感染、高血压等。

贰　长时间使用电脑，你做体操了吗

　　长时间使用电脑，你可能会感觉到头晕、手指僵硬、腰背酸痛，甚至会下肢水肿、静脉曲张。所以，平时要做做体操，以保持旺盛的精力，如睡前平躺在床上，全身放松，将头仰放在床沿以下，缓解用脑后脑供血供氧之不足；垫高双足，平躺在床或沙发上，以减轻双足的水肿，并帮助血液回流，预防下肢静脉曲张；在使用电脑的过程中时不时地伸伸懒腰，舒展筋骨；或仰靠在椅子上，双手用力向后，以伸展紧张、疲惫的腰肌；做抖手指运动，这是完全放松手指的最简单方法。记住，此类体操运动量不大，但远比睡个懒觉效果显著。

风温 温热 温疫 温毒 冬温

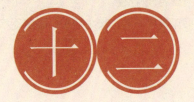

原文→译文

太阴温病，口渴甚者，雪梨浆沃①之；吐白沫粘滞不快者②，五汁饮沃之。

手太阴肺经的温病，口渴程度比较厉害的，用雪梨浆滋养津液；口中有白沫并且黏稠、吐出不爽者，应采用五汁饮进行对症治疗。

注释

①沃：指的是滋养津液。

②吐白沫粘滞不快者：口中有白沫并且黏稠、吐出不爽者。

主攻汤方

名称　五汁饮方（甘寒法）。

成分　梨汁、荸荠汁、鲜芦根汁、麦冬汁、藕汁（或甘蔗汁）。

用法　在应用时根据病情需要决定用量，把以上汁水混匀，凉服；如患者不太喜欢吃凉的东西，可以放在热水中，炖温之后服用。

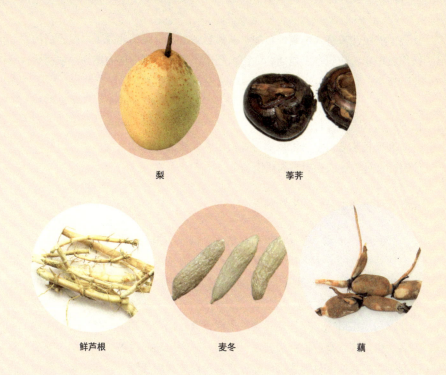

梨　　　　　　　　　荸荠

鲜芦根　　　　　麦冬　　　　　　藕

======延伸阅读=============================

壹 哪些疾病患者不可发怒

1.高血压患者。因患高血压的人本身就热气上升，肝阳上亢，若再遇事发怒，则会使交感神经兴奋，血液中儿茶酚胺等血管活性物质增加，从而导致血管收缩，心跳加快，血压再度升高，很可能由此引发脑卒中偏瘫，甚至猝死。

2.冠心病患者。冠心病患者若发怒，则机体在短时间内会释放大量的肾上腺素，使心率增快，血压升高，心肌耗氧量增多，从而易诱发心绞痛或心肌梗死，严重者甚至会猝死。

3.肝、胆疾病患者。这些患者发怒时，交感神经兴奋，皮肤和大部分内脏血管收缩，胃、肠、胰、脾的血液大量进入肝脏，肝内的压力过高，肝管中的胆汁被挤入胆囊，再加上因郁怒刺激，胃肠蠕动减少，胆管口的括约肌痉挛，使胆汁不能通畅地排入肠中，于是胆囊内压力增高，从而导致胆囊炎、胆绞痛急性发作，使患者遭受更大的痛苦。

4. 胃、十二指肠溃疡患者。因为发怒会使胃酸分泌过多，使病情恶化，所以这些患者也忌发怒。

5. 癌症患者及过敏性疾病患者。因为发怒会使人的免疫力降低，从而使癌症及过敏性疾病患者的病情加重。

贰 糖尿病患者有什么生活禁忌

1. 忌洗热水澡。医学专家研究证实，糖尿病患者使用高温热水洗澡，会促使并发症的发生。糖尿病发病过程中，会发生血管收缩及微细动脉硬化、手脚麻木、感觉迟钝、肾功能减退、皮肤瘙痒、关节炎、进行性消瘦、四肢无力等多种并发症。

2. 忌过多卧床。糖尿病患者除采取饮食疗法、药物治疗外，适当的体力活动也是其重要的治疗措施之一，因为肌肉运动能改善肌肉组织对葡萄糖的吸收。有些人以为多卧床静养有利于糖尿病的控制，其实这是一种误解。若患者卧床不动，即使给患者输入足够量的胰岛素，也不能提高肌肉对碳水化合物的吸收利用，这一点已被科学家证实。据报道，接受检查的糖尿病患者，在卧床7天以后腿部肌肉对葡萄糖的吸收明显减少。由此可见，糖尿病患者静卧休息过多是有害的。患者应根据个人的情况做适量的体力活动，以作为治疗的补充措施。

3. 患者之间忌婚育。糖尿病是一种常见的内分泌代谢性疾病，可分为胰岛素依赖型和非胰岛素依赖型两类。目前认为，他们的遗传方式属多基因遗传。胰岛素依赖型糖尿病多为青少年起病。夫妻中若有一人患病，孩子在20岁以内，有3％的可能发病；夫妻二人若均患病，则其子女有20％的可能在20岁以前发病；健康父母若已生有一个糖尿病儿，第二个孩子患病危险率为30％。

风温 温热 温疫 温毒 冬温

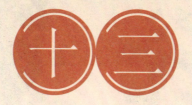

======原文→译文=======================

太阴病得之二三日，舌微黄，寸脉盛，心烦懊侬①，起卧不安，欲呕不得呕，无中焦证，栀子豉汤主之。

得手太阴肺经的温病两三天之后，舌苔稍微发黄，两寸部脉盛而有力，心烦意乱，睡起不安，想吐又吐不出，无中焦病变的，可以用栀子豉汤治疗。

======注释============================

①侬：指心中烦郁无奈。

======主攻汤方========================

名称 栀子豉汤方。（酸苦法）
成分 栀子（捣碎）12克，香豆豉18克。
用法 上药用水4杯，先放入栀子煎煮至沸，再加入香豆豉，煎成2杯。先趁温服下1杯，如服后发生呕吐而病情减轻，就不必再服第2杯。

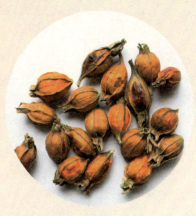

栀子

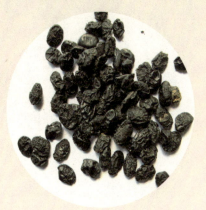

淡豆豉

壹 脑血管患者需要忌讳什么

1. 忌精神刺激。愤怒、恐吓、焦虑、情绪紧张等精神刺激，可通过大脑皮质，使交感神经兴奋，肾上腺素分泌增多，引起血管痉挛，外周阻力增加，或心跳加快加强，心输出量增加，导致血压升高。而血压突然升高是脑出血的常见病因。因此，脑血管病患者忌受精神刺激。

2. 忌吸烟饮酒。烟中所含的一氧化碳既损伤动脉内膜，又能引起脂肪代谢失常，加速动脉粥样硬化的形成和发展。同时，烟中所含的尼古丁等有害物质会刺激交感神经，引起小动脉痉挛和心率加快，使血压上升。饮酒既与动脉粥样硬化有一定关系，又是引起高血压的因素之一。酒精还很容易进入大脑，对脑细胞产生直接损害。因此，脑血管患者忌吸烟饮酒。

3. 忌高胆固醇饮食。高胆固醇饮食会加重脑动脉的粥样硬化，使患者病情加重，甚至会诱发脑出血。

4. 忌高脂肪饮食。富含脂肪的食品摄入过多，可引起脂质代谢失常，极易形成动脉粥样硬化，诱发脑出血。

5. 忌吃狗肉。狗肉热性大，滋补强，食用后会促使患者血压升高，甚至导致脑血管破裂出血。因此，脑血管患者应忌吃狗肉。心脏病、高血压病、脑卒中后遗症患者也应忌吃狗肉。

6.忌多吃鹌鹑蛋。据营养学家测定，在各种食品中，鹌鹑蛋含胆固醇的比例最高，每100克鹌鹑蛋中含胆固醇高达3.64克，比鸡蛋蛋黄的胆固醇含量高3.1倍，比猪瘦肉高61倍，比牛奶高280倍。

贰 可用于保健的中药

人参、人参叶、人参果、三七、土茯苓、大蓟、女贞子、山茱萸、川牛膝、川贝母、川芎、马鹿胎、马鹿茸、马鹿骨、丹参、五加皮、五味子、升麻、天冬、天麻、太子参、巴戟天、木香、木贼、牛蒡子、牛蒡根、车前子、车前草、北沙参、平贝母、玄参、生地黄、生何首乌、白及、白术、白芍、白豆蔻、石决明、地骨皮、当归、竹茹、红花、红景天、西洋参、吴茱萸、怀牛膝、杜仲、杜仲叶、沙苑子、牡丹皮、芦荟、苍术、补骨脂、赤芍、远志、麦冬、龟甲、佩兰、侧柏叶、制大黄、制何首乌、刺五加、刺玫果、泽兰、泽泻、玫瑰花、玫瑰茄、知母、罗布麻、苦丁茶、金荞麦、金樱子、青皮、厚朴、厚朴花、姜黄、枳壳、枳实、柏子仁、珍珠、绞股蓝、葫芦巴、茜草、荜茇、韭菜子、首乌藤、香附、骨碎补、党参、桑白皮、桑枝、浙贝母、益母草、积雪草、淫羊藿、菟丝子、野菊花、银杏叶、黄芪、湖北贝母、番泻叶、蛤蚧、越橘、槐实、蒲黄、蒺藜、蜂胶、酸角、墨旱莲、熟大黄、熟地黄、鳖甲等。

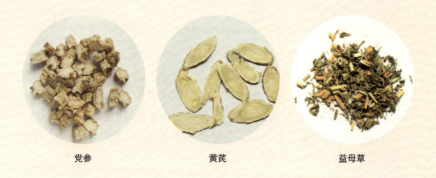

党参　　　　　　　　黄芪　　　　　　　　益母草

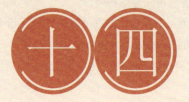

风温 温热 温疫 温毒 冬温

十四

=====原文→译文 ==

> 太阴病得之二三日，心烦不安；痰涎壅盛，胸中痞塞欲呕者，无中焦证①，瓜蒂散主之，虚者加参芦。

得手太阴肺经的温病，两三日过后，心烦不安，并且喉咙中痰涎很多，胸部感到痞闷阻塞，想呕吐，但是却无中焦病症，可以采用瓜蒂散对症治疗。体质虚弱的，可以添加参芦。

=====注释==

①**无中焦证**：无中焦痞满燥实坚满诸证，强调邪在上焦。

主攻汤方

名称　瓜蒂散方。（酸苦法）

成分　甜瓜蒂3克，赤小豆（研碎）、山栀子各6克。

用法　上药用水2杯，煎煮成1杯，先服半杯，发生呕吐后，就不再服；如没有呕吐，再服余下的半杯。假如患者体质虚弱，方中可加入人参芦4.5克。

壹 两道养生菜

橘皮炖鸡

原料　橘皮20克，母鸡1只，盐、味精、料酒、胡椒粉、姜、葱各适量。

制法　母鸡宰杀，去毛及内脏，洗净；葱切段；姜拍破。砂锅置火上，将母鸡腹部朝上，腹内塞入橘皮，加水淹没，先用大火烧沸，撇去浮沫，加入料酒、姜、葱，再改用小火炖至鸡肉烂熟，最后调入盐、味精、胡椒粉即成。

功效　橘皮是理气和胃的药食佳品，能调节胃肠平滑肌的正常功能，排除胃肠积气。其所含的挥发油对胃肠有温和刺激作用，可促进消化液分泌。

用法　佐餐食用。

适用　胃酸。

地黄蒸鸭

原料　鸭子1只，生地黄100克，山药200克，陈皮20克，盐、葱末、姜末、胡椒粉、料酒、清汤各适量。

制法　将鸭宰杀，去毛及内脏，切成块，用盐、胡椒粉、料酒、葱末、姜末腌渍。将生地黄用水洗一下，切片，与陈皮一同装入纱布袋内，放碗底；将山药去皮切片，与鸭肉一同放在药袋上，加入清汤，入笼蒸2小时，待肉烂熟后，去药袋即成。

功效　鸭肉营养丰富，味甘、咸，性平，有滋阴养胃等作用。生地黄味甘、苦，性微寒，有养阴生津、清热凉血的作用。山药含淀粉酶、氨基酸、碘、维生素C等，其味甘，性平、温，有健脾止渴、固肾益精的作用。陈皮也可理气健胃。此菜药用效果十分明显。

用法　佐餐食用。

适用　脾肾虚弱。

1. 电器不宜摆放得过于集中，过于集中会使自己暴露于高电磁辐射中，对身体不利。

2. 电视机与人的距离至少2米，人不应离屏幕太近。

3. 电视机与其他电器最好不要摆放在卧室。

另外，在床上读书、看报时，收音机、手机等小型电器不适合放在床头。

风温 温热 温疫 温毒 冬温

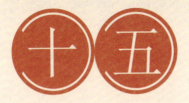

原文→译文

> 太阴温病，寸脉大，舌绛而干[1]，法当渴，今反不渴者，热在营中也，清营汤去黄连主之。

手太阴肺经的温病，如果其患者寸脉大，舌质红绛而舌面干燥，按道理讲应该感到口渴，可是反而不渴的，是由于邪热已进一步地深入到了营分，此时可以采用清营汤去黄连治疗。

注释

①干：干燥。

延伸阅读

壹 发热了，一定不要饮茶

茶叶里所含的化学成分主要是茶碱，即咖啡碱和鞣酸。茶碱具有兴奋中枢神经的作用，可使大脑长时间地保持兴奋的状态，还可以使脉搏加快、血压升高。人在发热的时候，机体处于兴奋的阶段，脉搏较快，此时饮茶水会进一步刺激心肌，使有病的机体增大消耗，其结果不但无法退热，相反还会使体温越发地升高，诱发其他疾病。

　　茶叶中的鞣酸有收敛作用。中医认为，饮茶水后，不利于肌表的邪气外散，这对感冒发热的治疗显然也是不利的。

贰 "果仁排骨" 制作法

原料　草果仁10克，薏苡仁50克，排骨1500克，冰糖屑、生姜、葱、花椒、料酒、卤汁、盐、味精各适量。

制法　将草果仁、薏苡仁炒香后，捣碎，加水煎煮2次，提取滤液3000毫升；将猪排骨洗净，放入药液中，加生姜、葱、花椒，煮至排骨七成熟，捞取排骨，晾凉。将卤汁倒入锅内，用小火烧沸，放入排骨，卤至透熟，即刻起锅。取适量卤汁倒入锅中，加冰糖、味精、盐，在小火上收成浓汁，烹入料酒后，均匀倒在排骨上面即成。

功效　健脾燥湿，行气止痛，消食和胃。

用法　每日1次，每次吃排骨100克，佐餐食用。

适用　脾虚湿重、骨节疼痛、食少便溏等。

风温 温热 温疫 温毒 冬温

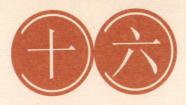

====== **原文→译文** ==============================

太阴温病，不可发汗，发汗而汗不出者，必发斑疹，汗出过多者，必神昏谵语①。发斑者，化斑汤主之；发疹者，银翘散去豆豉，加细生地、丹皮、大青叶，倍玄参主之。禁升麻、柴胡、当归、防风、羌活、白芷、葛根、三春柳。神昏谵语者，清宫汤主之，牛黄丸、紫雪丹、局方至宝丹亦主之。

针对手太阴肺经的温病，不可采用辛温发汗的治法，用辛温发汗而汗不出的，很有可能会引发斑疹，汗出过多的，还会出现神志昏蒙、语无伦次的情况。对于发斑的患者，应采用化斑汤对症治疗；对于发疹的患者，应采用银翘散去豆豉，再加细生地、牡丹皮和大青叶，玄参的用量加倍，对症治疗。治疗温病的斑疹，不可使用辛温药物，比如升麻、柴胡、当归、防风、羌活、白芷、葛根、三春柳等。而对于出现神昏病症的患者，则应采用清宫汤进行治疗，安宫牛黄丸、紫雪丹、局方至宝丹等药也可采用。

====== **注释** ==============================

①**谵语**：语无伦次。

名称 化斑汤方。

成分 石膏、白粳米各30克，知母12克，生甘草、玄参各9克，犀角6克。

用法 上药用水8杯，煮2杯，每日服3次，每次服1杯；用渣再煮1杯，晚上1次服用。

===== 延伸阅读 ============================

壹 心脏病患者禁忌

1. 忌过度劳累。因过度劳累或超量运动，会使心脏功能负担加重，心肌缺血缺氧，引起旧病复发。

2. 忌情绪激动。人在发怒或大喜时，肾上腺素分泌会增加，使血管收缩，心跳加快，突然增加心脏负担。

3. 忌大量饮水。每次喝过多的水会迅速增加血容量，使胃腔胀满挤压膈肌上升，胸腔容积缩小，影响心脏跳动。

4. 忌饮食过饱。饮食过饱容易引起腹部膨胀，膈肌上升，限制心脏跳动；消化食物时需要全身血液较多地集中到胃肠，所以饮食过饱会使冠状动脉血液减少。

5. 忌连续吸烟。烟草中的有害物质会刺激中枢神经，连续吸烟会使心跳加快，血压上升，心肌需氧量增加。

6. 忌饮酒无度。若饮酒过多，酒中的乙醇（酒精）对神经、消化、循环等系统均有破坏作用。酒精还会使中枢神经兴奋，心跳加快，容易引起心脏病发作。

7. 忌嗜食辛辣。辣椒、胡椒、生姜、葱、蒜等刺激性食物均能兴奋神经，促使心跳加快。

8. 忌食过咸。食盐有增加血容量的作用，血容量多了，心脏负担必然会加重。因此，心脏病患者忌多盐饮食。

人的一生中会有三个时期容易发胖。

婴幼儿期，营养过度，且不易引起注意，"胖娃娃可爱"的思想为这些孩子打下了成年肥胖的"基础"。因为婴幼儿期是人一生中生长发育最快的时期，各个组织器官的成长都以细胞数量的增加为主，包括脂肪组织。此时过度喂养，可促使脂肪细胞数量增加，成为诱发成年后患肥胖症的诱因。另外，从小养成食量大的习惯，也会促使胃肠功能增强，胃排空速度快，易产生饥饿感，从而恶性循环，加重肥胖。

青春期，由于内分泌激素变化的影响，在第二性征发育成熟的过程中，整个骨骼、肌肉和脂肪组织也有相应增长，如果此时营养过度，也可发生肥胖。

成年后，妇女以妊娠哺乳期和绝经期肥胖发生最突出；男性则多在40岁以后，此时大多已成家立业，生活稳定，活动量减少，故容易肥胖。

风温 温热 温疫 温毒 冬温

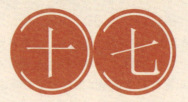

=====原文→译文 ==========================

> 邪入心包，舌蹇①肢厥，牛黄丸主之，紫雪丹亦主之。

温病邪热内入心包，舌体运用不灵活，全身四肢逆冷的，可以采用安宫牛黄丸或紫雪丹对症治疗。

=====注释 ==============================

①舌蹇： 口吃、结巴。

=====延伸阅读 ==========================

🏅 心悸患者的护理，离不开七条

1. 患者应注意休息，症状轻者可适当地做一些活动，但严重者必须卧床静养，室内光线一般不宜过强。

2. 心悸患者所处的环境应保持清静，因为嘈杂的声音会对患者的精神产生刺激，加重病情。

3. 患者的衣服不要太紧，尤其是呼吸困难时，应将衣服的纽扣松开。

4. 患者应该避免情绪激动，保持平和的心态，即不大喜，也不大悲。

5. 喘息不能平卧者，不妨用被褥垫高背部，或采用半卧位。

6. 心悸伴有心功能不全者，如果输液，输液的速度不能过快，否则容易发生危险。

7. 患者如果服用洋地黄制剂，服药前应测脉搏，脉搏在160次以上或60次以下（每分钟），需咨询医生。

贰 "南沙参炖猪肺"和"北沙参炖鹌鹑"

南沙参炖猪肺

原料 南沙参20克，猪肺1个，料酒、姜、葱、盐、味精、胡椒粉各适量。

制法 将南沙参润透，切片；猪肺反复冲洗干净，切4厘米见方的块；姜切片；葱切段。将南沙参、猪肺、料酒、姜、葱同放炖锅内，加水适量，用大火烧沸，再用小火炖煮35分钟，加入盐、味精、胡椒粉即成。

功效 养阴补肺。

用法 每日1次，每次吃猪肺100克。

适用 肺热燥咳、虚劳久咳、阴伤咽干、喉痛等。

北沙参炖鹌鹑

原料 北沙参20克，鹌鹑2只，料酒、姜、葱、盐、味精、鸡油、胡椒粉各适量。

制法 将北沙参润透，切片；鹌鹑宰杀后，去毛、内脏及爪；姜切片；葱切段。将北沙参、鹌鹑、料酒、姜、葱同放炖锅内，加水适量，用大火烧沸，再用小火炖煮30分钟，入盐、味精、鸡油、胡椒粉调味即成。

功效 养阴清肺，祛痰止咳。

用法 每日1次，每次吃鹌鹑1只，喝汤。

适用 肺热燥咳，虚劳久咳，阴伤咽干、口渴等。

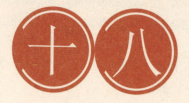

风温 温热 温疫 温毒 冬温

十八

=====原文➜译文=====

　　温毒咽痛喉肿，耳前耳后肿，颊肿，面正赤，或喉不痛，但外肿，甚则耳聋，别名大头温、虾蟆温①者，普济消毒饮去柴胡、升麻主之，初起一二日，再去芩、连，三四日加之佳。

　　温毒病，咽喉肿痛，耳朵的前前后后以及面颊部肿胀，脸面呈现红色，或咽喉不痛而只有外面肿胀，甚至还出现耳聋的病证，俗称"大头温""虾蟆温"，普济消毒饮去柴胡、升麻治疗。在初期的一两天时间里，应当去掉黄芩、黄连，三四日后，应该加上黄芩、黄连。

=====注释=====

　　①大头温、虾蟆温：其病较痄腮严重，因腮、项、咽喉、头面皆肿，头大如斗，或如虾蟆，所以称为"大头温""虾蟆温"。

=====主攻汤方=====

名称　普济消毒饮去升麻柴胡黄芩黄连方。

成分　连翘、玄参、苦桔梗、金银花各30克，薄荷、荆芥穗各9克，马勃12克，牛蒡子18克，僵蚕、板蓝根、甘草各15克。

用法 上药一起研成细末，每次用18克，病重的用24克。用的时候以鲜芦根先煎成汤，再加上药入煎，去渣服下，约每4小时服1次，病重的可以每2小时服1次。

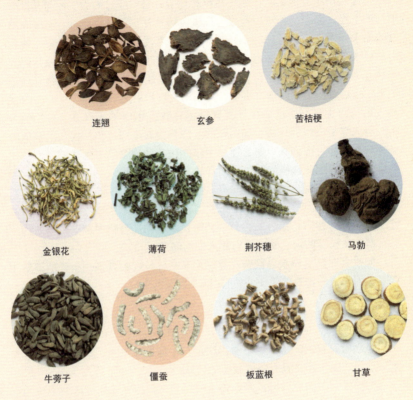

连翘　　　　　玄参　　　　　苦桔梗

金银花　　　薄荷　　　荆芥穗　　　马勃

牛蒡子　　　僵蚕　　　板蓝根　　　甘草

========= 延伸阅读 ================================

壹　臭豆腐再香，也要少吃

　　臭豆腐闻起来臭，吃起来香，有些人对它敬而远之，有些人则将吃它当成一种嗜好。其实，臭豆腐属于发酵豆制品，其制作过程中不仅会产生一定的腐败物质，还容易受到细菌污染，从健康角度考虑，还是少吃为好。

　　研究证明，豆制品在发酵过程中会产生甲胺、腐胺、色胺等胺类物质以及硫化氢，它们具有一股特殊的臭味和很强的挥发性，多吃对健康并无益处。此外，胺类存放时间长了，还可能与亚硝酸盐发生反应，生成强致癌物亚硝胺。

臭豆腐虽小，但其制作流程却相对复杂，必须经过油炸、加卤和发酵等几道工序。整个制作过程需要一直在自然条件下进行，而且对温度和湿度的要求非常高，一旦控制不好，很容易使其受到其他细菌的污染，被食用后轻者会引起人体胃肠道疾病，重者还会导致肉毒杆菌大量繁殖，产生一种有毒物质——肉毒毒素。肉毒毒素是一种嗜神经毒素，毒力极强，近年来曾报道过的臭豆腐中毒事件就是由这种毒素引起的。

正是由于臭豆腐的制作流程复杂，有些人想出了一些"简单"的方法，用化学手段做臭豆腐。如用硫酸亚铁将豆腐染成黑色，再加上其他的臭味物质，即可成为臭豆腐。而《中华人民共和国食品卫生法》是严禁使用化工原料硫酸亚铁作为着色用的食品添加剂的。

其实，臭豆腐也不是一无是处，它在制作过程中，能合成大量的维生素B_{12}。人体缺乏维生素B_{12}，会加速大脑老化，容易引起老年性痴呆。不过，维生素B_{12}在肉、蛋、奶、鱼、虾等很多动物性食物中都存在，从这一点看来，臭豆腐的缺点更应该引起人们的注意。

如果真对臭豆腐难以割舍，建议大家吃时最好配合多吃新鲜的蔬菜和水果，因为它们含有的维生素C可阻断亚硝胺的生成。

贰 细嚼慢咽可减肥

医学研究发现，每口饭咀嚼30次左右才是最理想的。这样既有利于人体对营养的吸收，又具有防胖减肥的功效。

细嚼慢咽的减肥效应，是因为人的饥与饱反应并非完全取决于胃的空虚或充盈，而是受大脑下丘部位的食欲中枢和饱食中枢控制的。食物入胃经消化吸收进入血液，致使血糖、氨基酸、脂肪酸等浓度升高，人的饥饿感便消失，出现饱腹感的信息，大脑就会及时发出停止进食的信号。如果狼吞虎咽地将食物吃下去，人体内血糖的变化感觉还没有来得及反应，已吃进了比实际需要量多得多的食物，并且部分人有时仍会感觉欲犹未尽，结果是越吃越胖。因此，吃饭过快的人不妨把吃饭速度放慢一些，并限制每餐的进食量，这对预防肥胖有一定的作用。

一些食欲处于亢奋状态的青壮年，除注重定时定量吃好每日三餐外，还可以颠倒一下进餐顺序，就餐时先喝汤、吃水果或素冷盘，等缓解一下饥饿感后再吃主食，这样，坚持细嚼慢咽进餐就会容易一些。

风温 温热 温疫 温毒 冬温

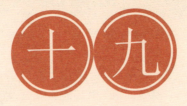

======= 原文→译文 ==

> 温毒外肿，水仙膏主之，并主一切痈疮①。

温毒病，耳朵的前前后后以及颊部肿的，可以采用水仙膏进行治疗。本方可治疗各种类型的痈疮肿痛。

======= 注释 ===

①**一切痈疮：** 各种类型的痈疮肿痛。

======= 主攻汤方 ===

名称 水仙膏方。

成分 水仙花根适量。

用法 剥去水仙花根在外的老皮红皮和根须，放入石臼内捣成膏状，取出敷肿处，当中留出一个孔，以便邪热之气从孔中出。如药已干，就重新再敷，一直到皮肤上出现如小米大小的黄色小疱疹为止。

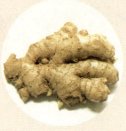

生姜

壹 吃生姜的时候，千万不要饮酒

生姜能够发表散寒、止呕化痰，多用于治疗感冒、呕吐、腹泻、喘咳，由于其还能够解毒，所以几乎人人可以吃。但需要注意的是，吃生姜时不要饮酒，因为二者都是温热之物，合用易助火生疮。

俗话说"冬吃萝卜，夏吃姜，不用医生开处方"，这是指生姜可以治疗受凉后肚子痛、拉肚子，特别适合夏季贪食冷饮、胃肠受寒者。生姜还有一个重要的作用，就是可以治疗因受凉导致的关节疼痛，比如因受风而引起的脖子疼、胳膊疼、腿疼等。

生姜与羊肉、牛肉相配，可补阳暖腹、驱寒保暖，是进补佳品；与鸡肉同食，可减少姜味。

贰 丹毒患者适合吃什么

丹毒是一种由A组溶血性链球菌引起的皮肤传染病。中医称其为"流火"，认为是由于火毒郁于皮肤而发。发于颜面者兼风；发于下肢者兼温。

主要症状是：皮肤呈鲜红色斑块，微有肿胀，高出周围皮肤，边界清楚，疼痛，灼热，不化脓。可伴有寒战、高热、厌食等全身症状，病灶附近淋巴结肿大或压痛。

宜食

凉血渗湿解毒食物，如苡米、粳米、绿豆、黄瓜、蕹菜、马齿苋、绿茶等。

忌食

椒、姜、韭、蒜、牛肉、羊肉等温热或刺激性食物。

风温 温热 温疫 温毒 冬温

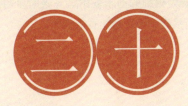

========= 原文➡译文 =========================

温毒敷①水仙膏后，皮间有小黄疮如黍米者，不可再敷水仙膏，过敷则痛甚而烂，三黄二香散主之。

三黄取其峻泻诸火，而不烂皮肤，二香透络中余热而定痛②。

温毒病在采用外敷水仙膏的治疗方法后，若患者的皮肤上出现了如小米粒大小的黄疮，则禁止再敷水仙膏。水仙膏敷得太过，局部的皮肤就会疼痛和溃烂，这个时候可以外敷三黄二香散。

三黄二香散中用的三黄主要是通过苦寒之性而起到清火解毒的作用，与此同时，苦寒也可燥湿而使皮肤不会溃烂。乳香、没药这二香能够起到透散络中邪热的作用，同时还有止痛功效。

========= 注释 =============================

①**敷**：外敷。

②**定痛**：止痛。

========= 主攻汤方 =========================

名称　三黄二香散。（苦辛芳香法）

成分 黄连、黄柏、生大黄各30克，乳香、没药各15克。

用法 以上各药都研为极细的粉末备用。开始时可用细末泡的水调敷患处，如干后，再重新换药。也可再用香油调敷。

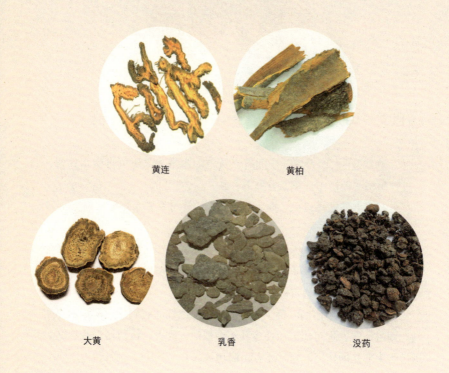

黄连

黄柏

大黄

乳香

没药

=====延伸阅读===

🌑 **壹** 骨折饮食禁忌

　　骨折通常分为开放性骨折、闭合性骨折等。开放性骨折又称为复杂性骨折，骨折的局部皮肤破裂，骨折的断端与外界相通，骨折端露在外面，能在皮肤外看到骨折断端。闭合性骨折是因为骨骼的病理病变如炎症、结核、肿瘤、发育异常、代谢异常而造成的骨折。

宜食

食物要求高蛋白、高脂肪、高糖，并富含维生素及矿物质，以利于骨折的修复和愈合。富含营养的食物，适用于较小的骨折固定手术后的患者食用。活血化瘀、消肿止痛的食物，如荠菜、香葱、韭菜、蟹等，适用于骨折初期的患者食用。补益气血、补肝益肾、强壮骨骼的食物，如枸杞子、龙眼、栗子、黑豆、鹌鹑、猪肉、牛肉、羊骨、牛骨等，适用于骨折后期的患者食用。

忌食

钙是构成骨骼的重要原料，有人以为骨折后补充钙能加速断骨的愈合，但研究发现，增加钙的摄入量不仅不能加速断骨的愈合，而且对于长期卧床的骨折患者还有引起血钙增高的危险，并同时伴有血磷降低。骨折患者身体中并不缺乏钙，只要根据病情和按医生嘱咐，加强功能锻炼和尽早活动，就能促进骨对钙的吸收、利用，加速断骨的愈合。骨折患者常伴局部水肿、充血、出血、肌肉组织损伤等情况，必须有足够的各种营养素的摄入，偏食不利于对各种营养素的吸收。

骨折患者因固定石膏或夹板而活动受限制，加上伤外肿痛，精神忧虑，因此往往食欲不振，时有便秘，故要求患者食物既营养丰富，又要好消化，所以忌食山芋、糯米等食物。

卧床骨折患者，尤其是脊柱、骨盆及下肢骨折患者，行动十分不便，因此怕喝水，以减少排尿次数。但饮水少，活动少，容易引起大便秘结，诱发尿路结石和泌尿系统感染。因此，卧床骨折患者忌饮水少。

貳 遗精防治药膳

虫草金龟

原料 金钱龟、猪瘦肉各200克，冬虫夏草10克，党参12克，火腿瘦肉50克，鸡汤500克，猪油、盐、味精、胡椒面、绍酒、生姜、葱各适量。

制法 将活金钱龟放入盆中，倒入沸水烫2～3分钟，取出，从头后下刀，揭去硬壳，剁去头和爪尖，刮净黄皮，用清水洗净，小的剁成2块，大的剁成4块。将金钱龟肉用沸水煮透捞出，再用温水洗净；猪瘦肉用开水煮透，捞出，再用温水洗净；沙参用温水润透切片。取盆一只，将沙参放入底部，再将金钱龟肉盖压在上面，虫草放在金钱龟肉周围，再加火腿瘦肉、生姜、葱，倒入鸡汤，盖盖上笼蒸熟，取出，再加适量的盐、味精、胡椒面即成。

功效 补虚益气，益阴补血。

用法 去药渣，食肉喝汤。

适用 肾气虚引起的遗精。

枸杞乌参鸽蛋

原料 枸杞子15克，水发乌参2只，鸽蛋12个，盐5克，酱油15克，绍酒30克，味精1克，胡椒粉3克，猪油100克，花生油500克（耗油75克），鸡汤、生姜、葱、豆粉、普通汤、水豆粉各适量。

制法 将乌参内壁膜除去，用普通汤氽2遍，冲洗干净，再用尖刀在腹壁剞成菱形花刀（不要剞透，保持完整外形）；鸽蛋下凉水锅，用小火煮熟，捞出，放入凉水内，剥去壳，放碗内；葱切成段；姜拍破。将锅中的花生油烧沸，鸽蛋滚满干豆粉，放入油锅内炸，炸至黄色时捞出。将锅烧热，注入猪油50克，油沸后，下葱、姜煸炒，随即倒入鸡汤，煮一下捞去姜、葱。加入乌参、酱油、绍酒、胡椒粉，烧沸后打去浮沫，移小火上烧40分钟，加入鸽蛋围在周围，汁内加入味精，调好味，用水豆粉勾芡，再淋沸猪油50克，把汁浇在乌参和鸽蛋上即成。

功效 滋肾润肺，补肝明目。

用法 佐餐食，每日1～2次。

适用 肾气虚引起的遗精。

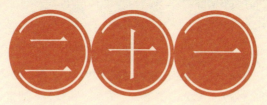

风温 温热 温疫 温毒 冬温

二十一

======= 原文→译文 ================================

> 温毒神昏①谵语者，先与安宫牛黄丸、紫雪丹之属，继以清宫汤。

温毒病神志不清，语无伦次者，应先采用安宫牛黄丸、紫雪丹这类药，之后再用清宫汤进行治疗。

======= 注释 ===================================

①**神昏**：神志不清。

======= 延伸阅读 ================================

壹 心烦不得卧，该怎样食疗

黄连阿胶汤

原料 黄连12克，阿胶9克，芍药、黄芩各6克，鸡蛋黄2个。

制法 将黄连、芍药、黄芩加水1200毫升，入锅煎煮，煎至600毫升，去渣，放入阿胶烊尽，待稍冷，加入鸡蛋黄，搅匀即成。

功效 养阴泻火，益肾宁心。

用法 每次取200毫升药液服用，每日3次。

适用 失眠，心烦不得卧。

益气安神汤

原料 当归、白茯苓各3.6克，黄连（姜汁炒）、人参、地黄、麦冬（去芯）、酸枣仁（炒）、远志（去芯）、黄芪（蜜炒）、胆星、淡竹叶各3克，甘草1.6克，生姜1片，枣1枚。

制法 上药（生姜、枣除外）共研为细末，加入生姜、大枣，水煎取药汁。

功效 益气养心，化痰安神。

用法 每日1剂。

适用 失眠，症见心气不足、睡卧不宁、夜寐多梦等。

贰 不可躺着服药

一些卧病在床的人，吞服药丸、药片时往往为图省事，只是探起身来半躺着或偏起头来服药。这种做法是不科学的。

半躺着或只探起身偏着头服药，很容易使药丸、药片在食管受阻，下咽缓慢，甚至还有可能使药片被食管里的黏膜粘住，引起反胃呕吐。如药片下咽缓慢或者被粘住了，由于西药的成分复杂，有可能在喉管里起化学作用，导致生物性食管溃疡，严重的还会引起胸骨后疼痛，使患者难受。正确的服药方法是站立着吞服；不能下床者，也应上身坐直，以温开水每次性送服。

暑温

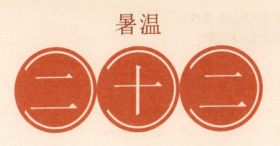

======= 原文→译文 =======================================

形似①伤寒，但右脉洪大而数，左脉反小于右，口渴甚，面赤，汗大出者，名曰暑温，在手太阴，白虎汤主之；脉芤甚者，白虎加人参汤主之。

初起的时候，与伤寒症相似，但是，右手脉象洪大而数，左手脉象反而不如右手，口渴较甚，面部红赤，出大汗。这被称为暑温病，手太阴肺是其病位，应采用白虎汤对症治疗。若脉象是明显的芤象，则应该采用白虎加人参汤对症治疗。

======= 注释 ===

①似：类似。

======= 延伸阅读 =======================================

🟠 壹 防治中暑，该喝些什么

慈禧消暑饮

原料　金银花10克，莲子心3克，白扁豆12克，竹叶卷芯6克，鲜藕5片。

制法 上药加水煎汤，即成。

用法 代茶频饮，不拘时。

末茶

原料 好茶30克，绿豆粉、苦参各10克，甘草6克。

制法 苦参、甘草研末，与茶、绿豆粉拌匀。

用法 每次取适量，沸水冲，频饮。

贰 痰多的时候，不要服用喷托维木

咳嗽是一种呼吸道保护性防御反应，能把呼吸道内的痰液和异物排出，轻度而不频繁的咳嗽有助于排痰。但是，剧烈咳嗽对人体则是有害的，需要用药止咳。

喷托维木属于镇咳药，它通过抑制呼吸中枢而起到镇咳作用，主要适用于急性呼吸道炎症引起的频繁咳嗽、百日咳及干咳无痰等。痰多的患者忌用喷托维木。因为咳嗽中枢被抑制后，咳嗽反射减弱或消失，使积聚在呼吸道内的痰液不易被咳出，甚至将呼吸道阻塞。特别是小儿，由于气管狭小，所以更容易造成痰液堵塞，加重呼吸困难，严重者还可发生肺不张、心力衰竭等并发症。因此，痰多者忌服用喷托维木。

暑温

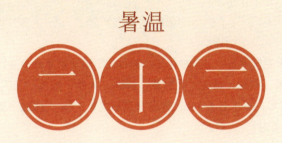

========原文→译文 ======================

　　《金匮》谓太阳中暍①，发热恶寒，身重而疼痛，其脉弦细芤迟，小便已，洒然毛耸②，手足逆冷，小有劳，身即热，口开前板齿燥，若发其汗，则恶寒甚，加温针③，则发热甚，数下，则淋甚，可与东垣清暑益气汤。

　　《金匮要略》中说，太阳中暍的主要临床症候如下：发热恶寒，身体不仅沉重而且感到疼痛，脉表现为弦细或芤迟，小便后全身发冷且汗毛耸起，四肢逆冷，轻轻一劳动，就会感到全身发热，张口呼吸门齿燥。对此，若使用辛温发汗药物，那么恶寒的情况就会更加严重，反复地用攻下的方法，就会使小便频数短涩，如同淋证。可以采用李东垣的清暑益气汤对症治疗。

========注释 =============================

①中暍：中暑。

②洒然毛耸：洒然，形容寒栗感。毛耸，形容毫毛耸起。

③温针：指的是古时候的一种针法，类似于现代的"火针"，或如针上加灸。

======主攻汤方======

名称 清暑益气汤方。（辛甘化阳、酸甘化阴两法的复合治法）

成分 黄芪、黄柏、青皮、炙甘草、神曲、人参、陈皮、泽泻各3克，麦冬6克，白术、苍术各4.5克，升麻、葛根各0.9克，当归2.1克，五味子2.4克，生姜2片，大枣2个。

用法 上药用水5杯，煎煮成2杯，渣再煎1杯，分3次温服。虚者适宜，实者禁用，汗不出但热者禁用。

======延伸阅读======

🌸 调月经，应吃什么

归芪参姜炖羊肉

原料 羊肉500克，当归、黄芪、党参各30克，生姜50克，盐、味精各适量。

制法 将当归、黄芪、党参用布包好，与羊肉、姜一起炖至肉熟，去药包，加盐、味精调味。

功效 补益气血，调经止痛。

用法 食肉喝汤。

适用 月经后期。

黄芪乌枣竹丝鸡

原料 竹丝鸡1只（大约500克），黄芪、乌枣各30克。

制法 将竹丝鸡去毛，剖腹去内脏，洗净，放乌枣于鸡腹内，用线缝其口，放入砂锅内，再加黄芪及水适量，用小火炖熟透。

功效 补益气血，健脾固肾。

用法 佐餐食，每日2次。

适用 脾肾两虚型月经先期。

归芪茯煨乌骨鸡

原料　乌骨鸡1只，当归、黄芪、茯苓各10克，盐、味精各少许。

制法　乌骨鸡宰杀，去内脏。将3味药纳入鸡腹腔内，缝好，放砂锅内加水炖熟。

功效　补益气血，调经止痛。

用法　去药渣，食鸡喝汤。

适用　月经先期。

贰 煎煳了的中药，不能喝

　　大部分中药是野生植物，其有效成分比较复杂，主要的有效成分有生物碱、皂素、鞣质、苦味质、挥发油、淀粉等。一种药材，有时会含有多种有效成分。中药能治疗疾病的原因就在于它含有有效成分，中药之所以要煎熬，目的就在于要把药物的有效成分煎出来，以用于治疗疾病。煎药的方法是否适当与其疗效有很大关系。煎熬时间短了，药物的有效成分煎熬不出来，影响治病效果；煎熬时间过长，会使有效成分（例如挥发性成分）遭到破坏或丢失，并且还会把药煎煳。中药一旦煎煳，其性质就会发生改变。例如，滋补性中药煎煳后，其性味会由甘甜变成甘苦，不可能再起到滋补作用；活血化瘀药物煎煳后，会变成具有止血作用的药物。大部分中药煎煳后，其有效成分都会遭到破坏，甚至功效变得相反，该清热的不能清热，该滋补的不能滋补。因此，中药煎煳后忌再服用。煎熬中药必须谨遵医嘱，掌握好熬煎火候和时间，防止把药煎煳。

暑温

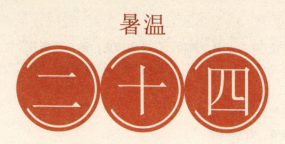

原文 ➜ 译文

证如上条，指形似伤寒，右脉洪大①，左手反小，面赤口渴而言。但以汗不能自出，表实为异，故用香薷饮发暑邪之表也。

"证如上条"指的就是前面第二十三条所载，针对形如伤寒，右手脉象洪大而数，左手脉象反而不如右手，面部颜色呈现红赤且口渴而言的。然而由于汗不能自出，属表实证，因此应该用新加香薷饮内清暑湿而外散表寒，这样就可以使暑湿之邪从表而解。

注释

①**右脉洪大**：右手脉象洪大而数。

主攻汤方

名称 新加香薷饮方。（辛温复辛凉法）

成分 香薷、厚朴、连翘各6克，金银花、鲜扁豆花各9克。

用法 以上诸药用水5杯，煮取2杯。先服下1杯，如果能发汗，就不要再服；如果没有出汗，再服另一杯；如服完以上药后仍然无汗，可再用1剂。

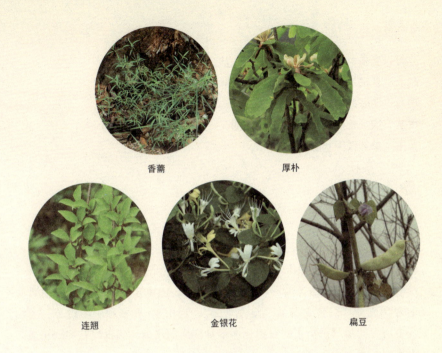

香薷　　　　　　　　厚朴

连翘　　　　　　金银花　　　　　　扁豆

======延伸阅读==============================

壹 甲状腺食物保健法

五元全鸡

原料　母鸡1只（约750克），桂圆肉、荔枝肉、黑枣、净莲子肉、枸杞子各15克，冰糖30克，盐、胡椒粉各适量。

制法　将鸡宰杀去毛及内脏，与桂圆肉、荔枝肉、黑枣、莲子肉同入大钵内，加入冰糖、盐和清水，上笼蒸2小时，再放入洗净的枸杞子蒸5分钟，取出，撒上胡椒粉即成。

功效　益精补血，养阴益肾。

用法　饮汤食肉，每日1次。

适用　因精血亏虚而引起的甲状腺功能亢进。

夏枯草煲瘦肉

原料　夏枯草30克，猪瘦肉100克，盐、味精各适量。

制法　夏枯草煎汁，入猪瘦肉煮至熟烂，加盐、味精调味即可。

功效　清肝散结。

用法　饮汤食肉，每日1次，可常服。

适用　单纯性甲状腺肿大。

贰 你了解"大蒜"吗

　　大蒜，俗称"蒜头""大蒜头"等。大蒜营养丰富，性温味辛，因能增加菜肴和汤类的香味，又能防病治病而成为全世界范围内使用率最高的调味品之一，也可单独作为一种菜类食用。

　　大蒜每100克约含蛋白质1.3克，脂肪0.13克，糖类12.3克，胡萝卜素40微克，另含大蒜油、维生素B族、维生素C和多种矿物质等。大蒜中所含的植物杀菌素，对消化道多种疾病的病菌、病毒均有抑制和杀灭作用。

　　大蒜本身虽然不含大量的维生素B_1，但大蒜中的大蒜素与维生素B_1可结合成一种新的成分"蒜胺"。"蒜胺"的作用比维生素B_1的作用强约3倍，可促进葡萄糖转化为更多的能量以满足大脑的需要，故大蒜有健脑作用。

　　大蒜中的各种营养成分不但能提高血糖中的胰岛素水平，降低血糖，还能阻止血小板凝聚，稀释血液，防止血栓形成。生大蒜或大蒜汁中的大蒜甙和大蒜油中的某些硫化合物，能防止高脂肪餐饮引起的高血脂、高血压症，清除脂质在血管内部的积累，因而具有抗动脉硬化、缓解心脏冠状动脉栓塞引起的心绞痛。

　　此外，大蒜还可放慢人体各器官细胞，特别是皮肤细胞的老化过程，增强整个机体的免疫功能，具有显著的抑制肿瘤生长的效果。

　　中医认为，大蒜具有通五脏、过诸窍、消痈肿、化积食和杀菌散寒的功效。因此，长期适量食用大蒜利于细菌性肠炎、痢疾、伤寒、霍乱、感冒、流行性脑炎、百日咳等肠道和呼吸道传染病的预防和治疗。

暑温

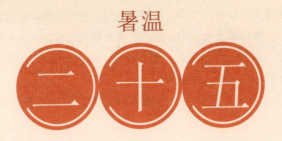

======= 原文➜译文 ==================================

> 手太阴暑温，服香薷饮，微得汗①，不可再服香薷饮重伤其表，暑必伤气，最令表虚②，虽有余证，知在何经，以法治之。

手太阴暑温病，其患者在服用香薷饮后，身上微微出汗，此时不能再服用香薷饮进一步损伤其表气。由于暑邪原本就易伤气，容易造成表虚不固，因此，暑病得汗后，尽管还有别的症状，按照病证属何经病变而采用正确的治疗方法。

======= 注释 ==================================

①**微得汗**：身上微微出汗。

②**最令表虚**：容易造成表虚不固。

======= 延伸阅读 ==================================

这三道菜，你做过吗

姜丝炒蛋

原料 鸡蛋3枚，鲜姜50克，花生油40克，盐1.5克，料酒120克。

制法 把鸡蛋磕入碗中并打散，加入盐搅匀。把去皮的鲜姜先切成薄片，再切成细丝。炒锅置于旺火上，加入花生油烧至六成热，先下姜丝略煸一下，随即倒入蛋液，翻炒至熟，倒入料酒，转小火烧约5分钟，至料酒全部被吸入蛋内时，起锅入盘即可。

特色 色泽金黄，软嫩味美，鲜香微辣，爽口解腻。冬季食用能温中驱寒。

银芽炒蛋

原料 鸡蛋3枚，绿豆芽200克，花生油75克，盐2克，鲜姜6克，水淀粉15克，味精0.5克。

制法 先把鸡蛋磕入碗中，打散，加入1克的盐及水淀粉搅和，再舀入15克的花生油拌匀。把掐去根须和豆瓣的绿豆芽用清水洗净，沥干水。把去皮的鲜姜切成细丝。炒锅置于旺火上，加入15克的花生油烧至六成热，先下姜丝煸出香味，再放入绿豆芽翻炒至七成熟，加入盐、味精炒匀，出锅盛入蛋液碗中。再把炒锅置旺火上，加入剩余花生油，待油烧至五成热，将蛋液和豆芽倒入锅中，翻炒至蛋液凝固，用铲炒散装盘即可。

特色 黄中有白，软中有脆，口味清鲜。

西瓜炒蛋

原料 鸡蛋3枚，西瓜瓤300克，熟黑芝麻、料酒各10克，花生油70克，盐2.5克，味精2克，葱花5克。

制法 先把鸡蛋磕入碗内并打散，然后加入盐、料酒搅拌均匀。把西瓜瓤切成1厘米见方的小碎块，拣去瓜子。炒锅置于旺火上并烧热，放入花生油，待油烧至五成热时倒入瓜瓤，随后淋入蛋液。见蛋液逐渐凝结时，颠锅翻身，加味精调味，撒上熟黑芝麻、葱花，出锅装盘即可。

特色 红黄相映，甜咸交融，香美可口，风味别致。

贰 哪些药物忌用滚开水冲服

胃蛋白酶合剂、胰酶片、多酶片、酵母、乳酶生、维生素C、小儿麻痹糖丸等，遇到高温易遭破坏，使所含的药物活性成分降低，故忌用滚开水冲化，而应以温开水送服。小儿麻痹糖丸则宜用凉开水送服。

各种止咳糖浆，其止咳原理是糖浆口服后会覆盖在发炎的咽部黏膜表面，对黏膜的刺激减轻从而缓解咳嗽。若用开水冲服，会使药液稀释并迅速吞下，从而失去糖浆的作用，所以也忌用滚开水冲服。

暑温

二十六

原文→译文

手太阴暑温，或已经发汗①，或未发汗，而汗不止，烦渴而喘，脉洪大有力者，白虎汤主之；脉洪大而芤者，白虎加人参汤主之；身重者，湿也，白虎加苍术汤主之；汗多，脉散大，喘喝欲脱者②，生脉散主之。

手太阴暑温病，或已采用过辛温发汗药，或还没有采用辛温发汗药，而患者还在不停地出汗，心烦口渴，呼吸粗大且喘，脉象洪大有力的，在治疗方面应采用白虎汤；脉洪大而中空呈芤象的，治疗时应采用白虎加人参汤；身体困重，是因湿邪，应该采用白虎加苍术汤进行治疗；汗多不止，脉象散大无力，喝喝而喘的，治疗时应该采用生脉散。

注释

①已经发汗：已经用过辛温发汗药。

②喘喝欲脱者：喝喝而喘的。

主攻汤方

名称　生脉散方。（酸甘化阴法）

成分 人参9克，麦冬（不去芯）6克，五味子3克。

用法 上药用水3杯，煎煮成2杯，分2次服。药渣还可加水煎服。如服药后脉象仍然散大无力者，可再用上方煎服，直到脉象收敛为止。

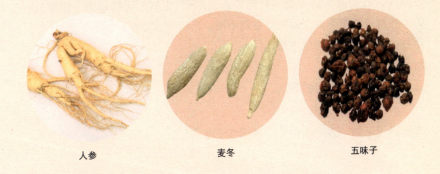

| 人参 | 麦冬 | 五味子 |

===延伸阅读==

壹 两道止泻药膳

百仁鱼肚

原料 莲米、薏苡仁、扁豆、芡实、百合各30克，水发鱼肚100克，水发海参、净大虾、熟鸡脯肉、冬笋各25克，油菜5克，火腿15克，料酒、花椒水、盐各2克，味精2.5克，酱油1克，高汤500毫升。

制法 莲米去心，薏苡仁、芡实、白扁豆、百合洗净，均煮熟。鱼肚、海参、大虾、鸡肉、冬笋、油菜、火腿皆切片。锅内放高汤，入料酒、花椒水、盐、酱油，再放鱼肚、海参、大虾、鸡肉、冬笋、油菜、火腿、莲米、芡实、扁豆、薏苡仁、百合，烧开入味精，起锅即可。

功效 健脾益肾。

用法 佐餐用。

适用 脾虚便溏、泄泻症。

枣蔻煨肘

原料 大枣60克，红豆蔻10克，猪肘子1000克，冰糖180克。

制法　将猪肘子刮洗干净，放入沸水锅内氽去腥味；大枣洗净，红豆蔻拍破，用干净的纱布袋装好，扎口。在沙锅底垫上几块瓷瓦片，加清水适量，放入猪肘子，置大火上烧沸，打去浮沫；另将冰糖三分之一炒成深黄色糖汁，连同其余的冰糖、纱布袋入锅内烧1小时，再移小火上慢煨2小时，待肘子煨至熟烂，取出红豆蔻不用，起锅装盆即成。

功效　补脾和胃，益气生津。

用法　佐餐食。

适用　脾胃虚弱引起的腹泻。

贰 要想成为"大力水手"，就得多吃菠菜

　　菠菜有"菜中之王"之称，富含多种维生素，还含有矿物质，特别是铁、钾含量丰富，也容易被人体吸收。

　　据测，菠菜每100克含蛋白质2.1克，碳水化合物2.8克，钙72毫克，磷53毫克，铁1.3～1.6毫克，胡萝卜素3.4毫克，维生素C 39毫克，维生素B_1 0.03毫克，维生素B_2 0.16毫克，烟酸0.42毫克。

　　现代医学发现，由于菠菜同时含有大量的铁和维生素C以及维生素A原，而维生素可以促进人体吸收利用所含的铁，使其吸收率达50%，因而菠菜对缺铁性贫血的妇女及体弱患者极为有利。菠菜因含有酶Q10，并含有丰富的维生素E，因而有抗衰老和增加青春活力的作用。此外，菠菜中所含的物质成分有促进胰腺分泌的功能，加速胰岛素的分泌，可以帮助消化和辅助治疗糖尿病。

　　中医认为，菠菜有通肠胃、开胸膈、润肠燥、降血压、解毒补血的功效。

　　综合起来，菠菜适宜于高血压病、贫血病、糖尿病、痔疮、便秘、便血、坏血病、夜盲症患者以及皮肤粗糙、过敏、松弛者食用。

暑温

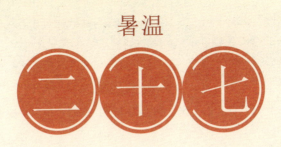

=====≡原文➡译文 ==

> 手太阴暑温，发汗后，暑证悉减①，但头微胀，目不了了，余邪不解者，清络饮主之，邪不解而入中下焦者，以中下法治之。

手太阴暑温病发汗后，很大程度地消除了暑病的症状，只是仍感到头部微胀、视物不清。这其实表明暑热余邪未解，可用清络饮治疗。病邪未解而出现于中下焦的患者，则应根据治疗中下焦病症的方法对症治疗。

=====≡注释======================================

①**暑证悉减**：暑病的症状大部分已经消除。

=====≡主攻汤方==================================

名称 清络饮方。（辛凉芳香法）

成分 鲜荷叶边、鲜金银花、西瓜翠衣、丝瓜皮、鲜竹叶芯各6克，鲜扁豆花1枝。

用法 上药用水2杯，煎煮成1杯，1日内分2次服下。凡是暑邪伤及肺经的轻症患者，都可以用本方治疗。

壹 多吃些玉米，拥有健康好身体

现在人们日常饮食以大米、白面为主食，忽略了中国传统主食玉米，这是不对的。

玉米营养价值很高，每100克中含蛋白质8.5克，脂肪4.3克，碳水化合物72.2克，钙22毫克，磷120毫克，铁1.6毫克，胡萝卜素0.1毫克，维生素B_1 0.34毫克，维生素B_2 0.1毫克，烟酸2.3毫克，还含有微量元素硒、镁等。玉米所含脂肪52％为不饱和脂肪酸，是精米、精面的4～5倍；其所含的卵磷脂、谷固醇、维生素C等，能降低血清胆固醇，防止高血压、冠心病、心肌梗死的发生，并有延缓细胞衰老的作用。

玉米中含有较多的微量元素硒、镁，还有丰富的赖氨酸、木质素以及被称为致癌化学物"手铐"的谷胱甘肽等多种抗癌物质，故是抗癌食品。其还含有较多的纤维素，可促进排泄，对防止肠癌和减肥效果显著。

贰 小心使用樟脑丸

樟脑丸又名"卫生球"，是从一种煤焦油中提炼出来的茶醌化合物。煤焦油属一种致癌物质，因而茶醌被认为是一类潜在的致癌物。樟脑丸的挥发性细微粒，可以直接刺激呼吸道黏膜等，引起咳嗽、流泪、皮肤红斑、指甲色素变化、恶心、头痛等中毒症状。

要知道，存放高档衣物仍以樟木箱为好，因为樟木的木质本身含有天然樟脑，对人无害。如果没有樟木箱，可以用樟脑精块。樟脑精块是以松节油作为原料经过化学反应制成的人工合成樟脑，其性质与天然樟脑相近，使用也是非常安全的。如果以上两者都没有，必须使用樟脑丸时，可将樟脑丸用纸包好放进箱内，一定避免与衣物直接接触。

暑温

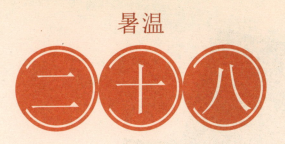

===========原文➝译文 =====================================

> 手太阴暑温，但咳无痰，咳声清高者①，清络饮加甘草、桔梗、甜杏仁、麦冬、知母主之。

暑温手太阴病证，只是干咳没有痰，咳声清亮而高亢的，可以用清络饮加甘草、桔梗、甜杏仁、麦冬和知母对症治疗。

==========注释 ===

①**咳声清高者**：咳声清亮而高亢的。

==========延伸阅读 =====================================

壹 补血滋阴，阿胶是关键

别名 驴皮胶。
性味 性平，味甘。
功效 补血，滋阴，安胎，润肠。

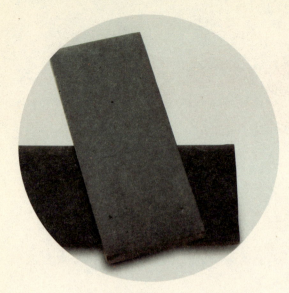

阿胶

宜食

适宜贫血、营养不良及体质虚弱者食用；适宜月经不调或月经过多不止、崩中漏下妇女，及怀孕妇女胎动不安，或产后虚弱者食用；适宜支气管扩张或肺结核、咳嗽咯血之人食用；适宜老年人、体虚者、病后产后大便干燥者食用；适宜中老年人因缺钙引起的抽搐者食用；适宜进行性肌营养不良者食用；适宜血小板减少性紫癜、再生障碍性贫血及功能性子宫出血患者食用。

忌食

平素脾胃虚寒、腹泻便溏及慢性肠炎患者忌食。新熬制的阿胶忌食，以免热重上火。

贰 防治紫癜的四道药膳

大枣炖猪蹄

原料　猪蹄1只，大枣30枚，盐、味精各适量。

制法　猪蹄去毛洗净，大枣去核，同放锅内，加水炖至极烂，再加盐、味精调味。

功效 健脾养血。

用法 吃肉饮汤,隔日1次。

适用 脾不统血引起的紫癜。

兔肉炖大枣

原料 兔肉250克,大枣50克,红糖适量。

制法 将龟肉洗净、切块,同大枣、红糖同放炖锅内,隔水炖熟。

功效 补气健脾摄血。

用法 每日分2次服食,常用。

适用 脾不摄血引起的紫癜。

旱莲草炖黄鱼鳔

原料 黄花鱼鳔100克,旱莲草30克。

制法 旱莲草用布包,与鱼鳔同放砂锅内,加水适量,用小火炖至鱼鳔全部溶化,去渣取汁。

功效 凉血止血。

用法 每日分2次服,连用5~7日。

适用 血热妄行引起的紫癜。

大枣鸡蛋

原料 枸杞子、党参各15克,大枣10枚,鸡蛋2个。

制法 将党参、枸杞子、大枣洗净,将鸡蛋洗净外壳,同入砂锅中,加水适量煎汤,待鸡蛋熟后去壳,再煮片刻即可。

功效 温补阳气。

用法 每日1剂,吃蛋喝汤。

适用 脾肾两虚型原发型血小板减少性紫癜。

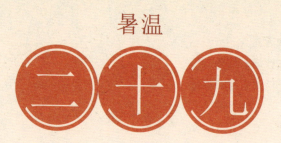

暑温

原文➡译文

　　两太阴暑温①，咳而且嗽，咳声重浊，痰多不甚渴，渴不多饮者，小半夏加茯苓汤再加厚朴、杏仁主之。

　　两太阴暑温病，不仅咳而且嗽，并且咳的声音重浊不清，痰多而不太口渴，虽渴但不想多饮的病证，则可采用小半夏加茯苓汤再加厚朴和杏仁对症治疗。

注释

　　①温：温病。

主攻汤方

名称　小半夏加茯苓汤再加厚朴杏仁方。（辛温淡法）
成分　半夏24克，茯苓块18克，厚朴、杏仁各9克，生姜15克。
用法　用甘澜水8杯，煮取3杯，温服，每日3次。

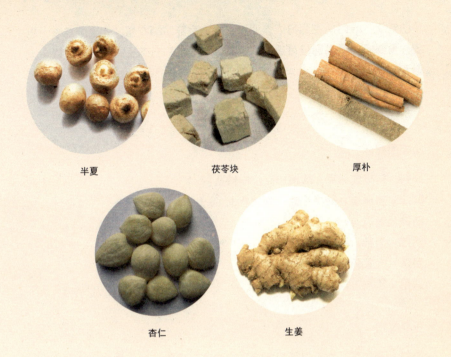

半夏

茯苓块

厚朴

杏仁

生姜

======延伸阅读==========================

壹 认识"日照伤"

概述 日照伤（皮肤性病科）是由于皮肤对日光的耐受性差，长时间受强烈的日光照射后，局部发生的急性炎症性反应。引起本病的光线为中波紫外线（波长在290～320纳米）。主要发生于夏季，多见于户外作业及旅游者，肤色白皙者易发生。

症状表现 日照后发病；基本损害为日照部位出现大片的红斑，边界清楚。严重者可发生水泡、大泡；有烧灼痛或刺痛；好发于面、颈、肩、四肢等外露部位。

治疗 局部外用消炎、收敛剂，如炉甘石洗剂、3%硼酸溶液；症状严重者可短期使用小剂量激素。

预防常识 长时间在烈日下作业者，要注意穿防晒衣帽。外出旅游者，也要注意防晒，暴露部位可涂擦防晒霜。不要在烈日下长时间游泳，以免大面积晒伤。

贰 咽喉保健食疗法

橄榄酸梅汤

原料 鲜橄榄60克，酸梅10克，白糖适量。

制法 将橄榄、酸梅捣烂，加清水300毫升，煎至100毫升，去渣取汁，加白糖适量搅匀。

功效 清肺，利咽，生津。

用法 代茶频服。

适用 风热上攻引起的咽喉不利。

干冬菜粥

原料 干冬菜（为小白菜的茎叶经盐腌蒸晒而成）30～50克，粳米50克，花生油、盐各适量。

制法 干冬菜切碎，与粳米同熬粥，粥熟加适量花生油、盐调味。

功效 养胃，化痰，利咽。

用法 每日1次食用。

适用 阴虚失音。

孩儿参乌梅饮

原料 孩儿参12克，乌梅9克，鸡蛋壳内衣6克。

制法 将以上原料分别洗净，加水适量煎煮40分钟，滤取药汁。

功效 益气，消炎，止咳。

用法 每次饮100毫升，每日2～3次。

适用 慢性咽喉炎。

暑温

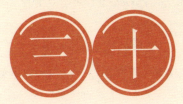

=====原文→译文==================================

脉虚①，夜寐不安，烦渴，舌赤，时有谵语，目常开不闭，或喜闭不开，暑入手厥阴也。手厥阴暑温，清营汤主之；舌白滑者②，不可与也。

脉象虚弱，在晚上的时候睡卧不安，心烦口渴，并且舌的颜色为赤红色，有的时候还语无伦次，两目或是常睁开不闭，或是常闭而不睁开，这些症状表明暑邪已经深入心包经。对于手厥阴暑温，应采用清营汤对症治疗，舌苔白腻而滑的，应禁用。

=====注释==================================

①**脉虚**：脉象虚弱。

②**舌白滑者**：舌苔白腻而滑的。

=====主攻汤方==================================

名称　清营汤。（咸寒苦甘法）

成分　犀角、麦冬、玄参、金银花各9克，生地黄15克，竹叶芯3克，黄连4.5克，连翘（连芯一起用）、丹参各6克。

用法　上药用水8杯，煮取3杯，1日内分3次服。

壹 老年人生病了，千万不要拖

日常生活中常会出现这样的情况：一些老年人患病后不愿治疗，拖延数天或更长时间，等实在拖不下去才到医院诊治，而这时或许已经造成了严重后果。特别是一些需要手术治疗的疾病，老年人甚至家属认为，年纪大了，经不起手术了。从医学角度看，这些认识和做法是不科学的。

人到老年，身体各组织器官的功能明显下降，对抗各种疾病损害的能力远不如年轻力壮时，患病后不及时治疗，不但不能像所期望的那样"自行"好转，反而会增加病损的范围及严重程度，有时其后果可能不堪设想。再说手术，一般除了严重的心、肺、肾功能障碍外，其他老年常见病如白内障、胆结石、前列腺肥大等的手术，都不会有什么危险，而且有些病非手术不能根治，若不及时手术，将带来极大的痛苦，有时也可能有致命的后果。因此，老年人生病时千万不能拖，以免小恙成大疾，延误治疗而成终生之憾。

贰 什么人不能喝啤酒

啤酒含有较为丰富的糖类、维生素、氨基酸、钾、钙、镁等营养成分，适量饮用对身体有一定的好处，但下述人群应该远离啤酒。

1. 胃病患者。饮用啤酒会造成胃黏膜的损害，引起上腹胀，烧灼感加重，嗳气频繁，食欲减退。

2. 孕妇。啤酒中含有一定量的酒精，能通过脐带进入胎儿体内，影响胎儿的大脑发育。

3. 产妇。啤酒是以大麦等为原料酿制而成的，大麦芽具有回乳作用，会影响母亲哺乳。

4. 泌尿系统结石患者。啤酒中含有可促使尿路结石发生的钙、草酸等成分。

5. 肝病患者。酒精会直接损伤肝细胞，肝功能不健全的人更易发生酒精中毒。

暑温

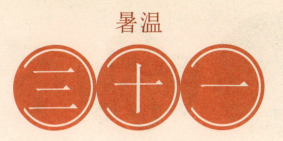

> 手厥阴暑温，身热不恶寒，清神不了了，时时谵语者①，安宫牛黄丸主之，紫雪丹亦主之。

手厥阴暑温病，身体发热却不恶寒，神志昏迷，不停地说胡话者，此时应用安宫牛黄丸或紫雪丹对症治疗。

注释

①清神不了了，时时谵语者：神志不清，不时地说胡话者。

延伸阅读

🟤 **壹** 两款治疗偏头痛的中药汤剂

地肤子川芎汤

原料 地肤子50克，川芎、菊花各15克。

制法 水煎取药汁。

功效 清头明目，散瘀止痛。

用法 每日1剂，内服。

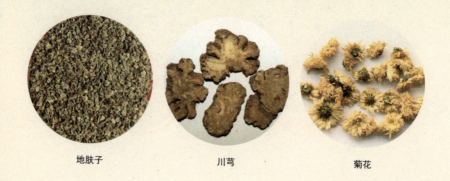

地肤子　　　　　　　　川芎　　　　　　　　菊花

适用　偏头痛。

天麻钩藤汤

原料　天麻15克，钩藤（后下）、蔓荆子、刺蒺藜、蒿本、白僵蚕、白芍各12克，榉仁9克，白芷6克，熟附块5克，三七（打）、炒全蝎各4克。

制法　水煎取药汁。

功效　搜风通络，化瘀止痛。

用法　每日1剂，内服。

适用　偏头痛。

贰　人们公认的一大补品——鸡蛋

鸡蛋是人们公认的补品，其营养价值很高。鸡蛋蛋白（也叫"蛋清"）和蛋黄的营养成分有别，胆固醇和卵磷脂主要存在于蛋黄内。

每100克白壳鸡蛋（括号内为红壳鸡蛋的含量）含蛋白质12.7克（12.8克），脂肪9.4克（9.6克），碳水化合物2.3克（2.1克），维生素A159微克（159微克），维生素B_1 0.04～0.27毫克，维生素B_2 0.20～0.65毫克，维生素E 1.32毫克（2.65毫克），钙59.3毫克（45.7毫克），磷218.7毫克（188.7毫克），铁1.75毫克（1.4毫克），硒37微克（35微克）。另外，鸡蛋中还含有维生素B_6、维生素B_{12}、维生素D及叶酸、镁、锌、铜、碘等营养成分。

蛋黄比蛋白营养价值要高。比如蛋白含脂肪2%，蛋黄含15%；维生素E，蛋白含0.01毫克，蛋黄含2.5毫克；钙，蛋白含5～39毫克，蛋黄含90～147毫克；磷，蛋白含微量，蛋黄含452毫克；铁，蛋白含1.6毫克，蛋黄含8.3毫克；镁、锰、锌、铜、硒等矿物质，蛋黄含量也大大超过了蛋白；胆固醇，蛋白在300毫克以下，蛋黄高达1400毫克。蛋黄中除胆固醇含量高外，卵磷脂和卵黄素的含量也很高，它们对人体的神经系统和身体发育大有好处，是青少年和婴幼儿成长期间特别需要的物质。蛋黄中的乙酰胆碱有增强人记忆力的作用。鸡蛋中的蛋白质是优质蛋白质，主要成分是卵白蛋白和卵球蛋白，对婴幼儿的成长也极为有益。

中医认为，鸡蛋白性微寒而气清，蛋黄则性温而气浑。前者能益精补气、润肺利咽、清热解毒，治伏热、目赤、咽痛、音哑、阳痿等；后者能滋阴润燥、养血息风。蛋黄中所含的卵磷脂被酶分解后能产生丰富的乙酰胆碱，入血液后很快就会到达脑组织，对增加记忆力有功效，尤其老年人，记忆力减退后宜多吃蛋黄。

现在仍有人不敢吃鸡蛋黄，总是担心会增加胆固醇使血管硬化。现代医学专家认为，老年高血压、高血脂和冠心病患者，可以少量食用鸡蛋，以每日不超过1个为宜，这样可补充优质蛋白为主的多种营养成分，又不至于增高血脂水平，还有助于延缓衰老。蛋黄中含铁较高，含卵磷脂也较高，对婴儿和孕妇均有用，有利于生长发育和健脑。

暑温

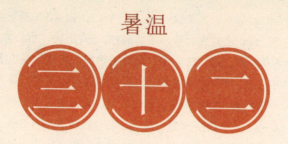

寒热，热伤于表①也；舌白不渴，湿伤于里也；皆在气分，而又吐血，是表里气血俱病，岂非暑瘵重证乎？此证纯清则碍虚，纯补则碍②邪，故以清络饮清血络中之热，而不犯手；加杏仁利气，气为血帅故也；薏苡仁、滑石，利在里之湿，冀邪退气宁而血可止也。

"发热恶寒"其实是暑热伤于卫表的症状：一方面舌苔白腻而口不渴，属湿邪内阻的表现。另一方面均为气分证，但又吐血，即为表里气血俱病了，这难道不是暑瘵重证吗？针对如何治疗本证的问题，如果单纯地清热，会使正气更虚，如果单纯地补虚，又会影响到祛邪，因此用清络饮清血络中的邪热，这样也符合手太阴病变的治疗原则，方中添加杏仁所起的作用是宣肺利气，这是因为气为血帅；方中添加薏苡仁、滑石，主要是为了淡渗利湿，希望病邪退去气机安宁而使血止。

注释

①表：卫表。

②碍：影响。

壹 为什么说服用鹿茸要加小心

不少人一提到增强性功能，就会想到鹿茸。这种认识未免有失偏颇。鹿茸对肾阳虚引起的男子性功能减退的确有显著的疗效。但是，如果将鹿茸用于湿热下注或阴虚阳亢的患者，则不但不能治病，反而会使其病情加重。

所以，服用鹿茸一定要严格掌握其适应证和禁忌证。对于低热、消瘦、盗汗、手足心发热、口燥咽干、两颧潮红的阴虚体质者，和患有高血压病、冠心病、肝肾疾病者及各种发热性疾病、出血性疾病者，均忌使用。如果身体健康、无肾阳虚的人滥用鹿茸，不但达不到滋补的效果，反而会引起心悸、血压升高、流鼻血等。用量过大甚至会造成脱发、呕血及造血功能障碍等不良后果。因此，忌将鹿茸当作壮阳的万能药滥服。

贰 为什么说女性在经期不能拔牙

有关临床报道表明，女性在月经期要避免拔牙，否则会出现耳颈部持续性疼痛并放射至头面侧部、局部淋巴结肿大、低热、全身不适、食欲下降、张口困难、牙槽凝血块溶解、牙槽骨暴露及坏死等症状。

妇女月经期的血凝固性低，唾液中纤维蛋白溶解原的前体激活物增加，易造成拔牙后伤口大出血，不利于牙龈伤口的愈合。同时，致病菌的侵入容易造成细菌感染，导致口腔疾病。因此，妇女在月经期忌拔牙。

暑温

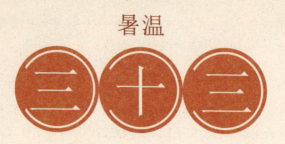

　　小儿之阴，更虚于大人①，况暑月乎！一得暑温，不移时有过卫入营者，盖小儿之脏腑薄也。血络受火邪逼迫，火极而内风生，别名急惊，混与发散消导，死不旋踵，惟以清营汤清营分之热而保津液，使液充阳和，自然汗出而解，断断不可发汗也。可少与紫雪丹者，清包络之热而开内窍也。

　　小儿的阴气与成人的阴气相比更虚，况且又是在暑季，一旦患上了暑温，也许它就会很快越过卫分而进入营分，这是由于小儿的脏腑非常娇嫩，营血分热邪亢盛，热极生风，人们常常称这种病证为"急惊风"。针对这种情况，若乱用了发散风寒和消导积滞的治疗方法，那么也许会马上死亡。只有用清营汤来清营分中的邪热，对阴液进行保护和充长，使阳气调和，才能自然地通过汗出而使病邪得解，但是千万不能发汗。可以给患者服用少量的紫雪丹，以清心包的邪热，进而开窍息风。

注释

①大人：成人。

壹 警惕，驱虫药对身体有害

目前所用的驱虫药种类很多，其中有的对多种寄生虫有效，有的仅对某一种寄生虫有驱除作用。常用的驱虫药如哌嗪、噻嘧啶、左旋咪唑、噻苯达唑、恩波吡维铵、补蛲净等都有一定的不良反应，长期、过量地服用可引起恶心、呕吐、腹痛、眩晕、胸闷、嗜睡、食欲缺乏及胃肠不适等症状。即使是毒性较低的哌嗪，在常服或久服的情况下也会引起头晕、头痛、呕吐及肝功能损害。

对于儿童来说，任何一种驱虫药都不应常服、久服或过量服。特别是那些肝肾功能欠佳、急性发热的幼儿，更应慎用或禁用驱虫药。

贰 明目聪耳的几道药膳

枸杞蒸鸡

原料　嫩母鸡（约1500克）1只，枸杞子、绍酒各15克，胡椒粉3克，生姜、葱白、味精、盐、清汤各适量。

制法　鸡宰杀后退毛，去内脏、爪，冲洗干净。枸杞子洗净，姜切成片，葱剖开切成寸节待用。将鸡用沸水焯透，捞在凉水内冲洗干净，沥净水分。把枸杞子装入鸡腹内，然后将鸡放入盆内，腹部朝上，摆上葱、姜，注入清汤，加入盐、绍酒、胡椒粉，用湿棉纸封口，沸水旺火上笼蒸约2小时，取出。揭去棉纸，挑出葱、姜不用，放入味精调好味即成。

功效　滋补肝肾，明目。

用法　佐餐食，每日1～2次。

适用　肝肾不足引起的目昏眼花。

枸杞桃仁鸡丁

原料　核桃仁、鸡汤各150克，枸杞子90克，嫩鸡肉600克，鸡蛋3个，盐、白糖、香油、绍酒、葱、姜、蒜各20克，味精2克，胡椒粉4克，淀粉15克，猪油200克，植物油适量。

制法　枸杞子择后洗净，核桃仁用开水泡后去皮，待用。鸡肉切成1厘米见方的丁儿，用盐、味精、白糖、绍酒、胡椒粉、鸡汤、香油、湿淀粉兑成味汁待用。将去皮后的核桃仁用温油炸透，放入枸杞子即起锅沥油。锅烧热时倒入猪油，待油五成热时，投入鸡丁快速滑透，倒入漏勺内沥油；锅再置火上，放50克热油，下入姜、葱、蒜片稍煸再投入鸡丁，接着倒入味汁，速炒，随即投入核桃仁和枸杞子，炒均即成。

功效　补肾壮阳，双补气血，明目健身。

用法　佐餐食，每日1～2次。

适用　气血不足引起的视力减退。

桃杞鸡卷

原料　枸杞子50克，核桃仁100克，公鸡1只，香油、绍酒各30克，生姜15克，葱白20克，食油、盐、卤汁各适量。

制法　核桃仁用沸水浸泡后去皮，下油锅内炸熟；枸杞子洗净，择去杂质待用。

公鸡宰杀后退净毛，剖腹除去内脏，冲洗干净，从脊骨处下刀剔骨，保持整形不破裂；姜、葱切片，同盐、绍酒一起将鸡肉腌3小时。把鸡肉内的姜、葱去掉，皮朝下放于案板上摆平，把枸杞子、核桃仁混合放在鸡肉上卷成筒形，再包卷两层白布，用线缠紧；烧沸卤汁放入鸡卷煮40分钟，捞出待冷，解去线、布，刷上香油，切成约2毫米厚圆片，摆入盘中即成。

功效　补气壮阳，补养气血，明目健身。

用法　佐餐食，每日1～2次。

适用　肾阳不足，气血亏虚所致的视物不清。

暑温

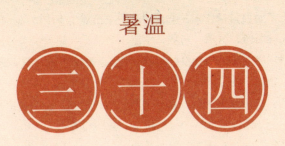

═══════原文➜译文═══════════════════════════

> 大人暑痫，亦同上法。热初入营①，肝风内动，手足瘈疭，可于清营汤中，加钩藤、丹皮、羚羊角。

成人若患上了暑痫，也可用上条所述的方法进行治疗。如果热邪只是初入营分，肝风内动，手足抽搐，可在清营汤中另外再加入钩藤、牡丹皮和羚羊角这三味药。

═══════注释═══════════════════════════════

①**热初入营**：热邪初入营分。

═══════延伸阅读═══════════════════════════

壹 餐前不宜喝太多水

餐前多为空腹，若在这个时候过量饮水，则会产生多种不良后果。

理由一：餐前过量饮水，水会将胃液冲淡，从而降低胃的消化能力，尤其在夏天，容易引起呕吐、腹泻等。

理由二：餐前过量饮水，会使胃酸的杀菌能力有所降低，使胃部易受病菌侵袭。

理由三：若在短时间内过量饮水，会令胃部扩张，甚至还会造成胃下垂。

理由四：若饮水量超标，特别是喝汽水、冷饮，会明显地减退食欲，影响进食。

贰 酒和药物不要一起服用

例证一：酒和阿司匹林若一起服用，可能会损胃部，甚至还可能造成胃溃疡或出血。

例证二：酒和呋喃唑酮、甲硝唑若一起服用，可能会致人恶心、呕吐、头晕、腹痛等。

例证三：若在酒醉的时候服用镇静药如巴比妥类、氯丙嗪等，可致人昏迷、中毒。

伏暑

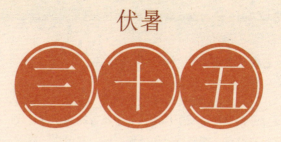

====== **原文→译文** ======

> 暑兼湿热，偏于暑之热者为暑温，多手太阴证而宜清；偏于暑之湿者为湿温，多足太阴证而宜温；温热平等者两解之。各宜分晓[1]，不可混[2]也。

暑邪同时兼有湿热的性质，若偏重于热即为暑温，大部分实际表现在手太阴肺经热盛的症候，宜用清法进行治疗；若偏重于湿即为湿温，大部分实际表现为足太阴脾经湿盛的症候，宜用温燥祛湿法进行治疗；若湿热并重，则可以同时用清热化湿的治疗方法。总而言之，应该分清楚，绝对不可以混淆。

====== **注释** ======

① **各宜分晓**：应该分清楚。

② **混**：混淆。

壹 我们来说说"便秘"和"绿豆芽"的关系

功效

关于绿豆芽的通便、减肥作用，在中医古籍中早有记载：绿豆芽性凉味甘，不仅能清暑热，通经脉，还能调五脏，利湿热。适用于热病烦渴、大便秘结等症。绿豆芽宜用旺火快炒，炒时加点醋，既可减少B族维生素的流失，还可除去豆腥气。与韭菜同炒或凉拌，对便秘的治疗效果更好。

提示

忌将绿豆芽发得过长：家庭发豆芽已成为习惯。绿豆芽鲜嫩味美，富含维生素等营养成分。但是发豆芽时不要使豆芽发得过长，因为不是豆芽越长，营养才会越丰富，恰恰相反，豆芽过长会使营养素受损。绿豆芽是绿豆经加工萌发出的一种蔬菜。在萌发过程中，绿豆的蛋白质会转化为天门冬素、维生素C等成分。绿豆芽长得太长，其所含的蛋白质、淀粉及脂类物质就会消耗太多。据测定，当绿豆芽长达10～15厘米时，其维生素损失很大，营养价值受损。正确的做法是，将蔬菜边冲洗，边用手擦净，约用3分钟洗净，在下锅前1分钟切段为宜。

壹 为什么女性在经期忌唱歌

月经期由于性腺激素分泌发生了变化，女性声带充血、水肿，分泌物增多，致使嗓音发生变化，声音变得闷暗、发干或沙哑，甚至出现破裂声，音调变低、变小，发声困难，说话容易疲劳。此时，如果引吭高歌，可能会引起声带过度疲劳、黏膜出血等症状，严重者可导致失音。所以，女性在经期要注意保护好嗓子，忌唱歌。

伏暑

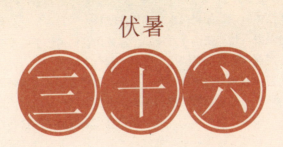

> 长夏①受暑，过夏而发者，名曰伏暑。霜未降而发者少轻，霜既降而发者则重，冬日发者尤重，子、午、丑、未之年为多也。

如果在夏秋之交的季节感受了暑邪，在当时并没有发病，而是待夏天过后才发病，人们称这种病症为伏暑。如果在霜降前发病，病情不严重、较轻；如果在霜降后发病，病情就比较严重了；而到了冬季的时候才发病的，病情会更加严重。通常情况下，本病在子、午、丑、未的年份比较多见。

注释

①**长夏：**农历六月，一般指夏秋之交的季节。

延伸阅读

壹 存放鸡蛋有哪三忌

一忌保存鸡蛋前用水冲洗。有的人总嫌买回的鸡蛋太脏，就先用清水把鸡蛋冲洗干净，再放置保存。其实这是不正确的，这样会损害鸡蛋的营养价值，甚至使鸡蛋液变质。鸡蛋壳外面有一层"白霜"，可以起到封闭蛋壳上气孔的作用，既能防止细菌进入鸡蛋内，又能防止鸡蛋内水分蒸发，保持蛋液的鲜嫩。如果用水将鸡蛋冲洗后，"白霜"就会脱落，细菌侵入，水分蒸发，使鸡蛋变质。所以，需要保存的鸡蛋千万不要冲洗，当然在准备食用前，要将蛋壳清洗干净。

二忌鲜鸡蛋直接放入冰箱存放。很多人习惯将买回的鸡蛋放入冰箱蛋架上存放，认为这样可以防止鸡蛋变质，事实上这样做只会适得其反。将鲜鸡蛋放入冰箱架上很不卫生，对鸡蛋和对冰箱内的其他食物均有损害。因为鸡蛋壳上有枯草杆菌、假芽孢菌、大肠杆菌等细菌，这些细菌在低温下可生长繁殖，而冰箱贮藏室温度常为4℃左右，不能抑制微生物的生长繁殖，因此存放于冰箱不仅不利于鸡蛋的储存，易使鸡蛋败坏，也会对冰箱中的其他食物造成污染。正确的方法是把鲜鸡蛋装入干燥洁净的食品袋内，然后放入冰箱蛋架上存放。

三忌保存鸡蛋横放。保存新鲜鸡蛋横放，容易发生"靠黄"。因为鲜鸡蛋的蛋白浓稠，能有效地将蛋黄固定在蛋白的中央。如果鸡蛋放久了，蛋白中的黏液素在蛋白酶的作用下会慢慢脱去一部分水分，失去固定蛋黄的作用。这时如果将鸡蛋横放，由于蛋黄比重比蛋白轻，蛋黄就会上浮，靠近蛋壳，变成贴蛋或靠黄蛋，靠黄蛋在煮时容易散黄。

贰 发热患者不要吃蛋类

日常生活中，许多发热患者为了提高食欲、增加营养摄入，常常吃一些蛋类。医学专家提醒，这种做法是不科学的。

人进食后体温会略有上升，这是因为食物在体内氧化分解时，除了释放热能，还会增加人体的基础代谢率，刺激人体产生额外的热量。食物的这种刺激作用，在医学上称为"食物的特殊动力作用"。这种作用与进食的总热量无关，而与食物种类有关。如进食碳水化合物可增加基础代谢率的5%～6%，进食脂肪会增加基础代谢率的3%～4%，进食蛋白质可增加基础代谢率的15%～30%。

蛋类中蛋白质含量较高，发热时食用会使体温升高，不利于病情的恢复。其他高蛋白食物如瘦肉、鱼等，同样会额外增加身体的热量，应尽量少吃。

专家建议，发热患者的饮食应该力求清淡，易消化。一般以流质或半流质食物为主，并搭配一些新鲜水果。病情恢复后期，可以多补充瘦肉、鱼、豆腐等高蛋白食物。

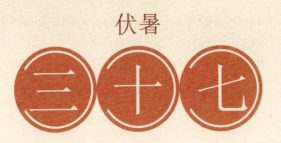

伏暑

三十七

> 头痛恶寒，与伤寒无异；面赤烦渴，则非伤寒矣，然犹似伤寒阳明证；若脉濡而数，则断断非伤寒矣。盖寒脉紧，风脉缓，暑脉弱，濡则弱之象，弱即濡之体也。濡即离中虚①，火之象也；紧即坎中满②，水之象也。火之性热，水之性寒，象各不同，性则迥异，何世人悉以伏暑作伤寒治，而用足六经羌、葛、柴、芩，每每杀人哉！象各不同，性则迥异，故曰虽在冬月，定其非伤寒而为伏暑也。冬月犹为伏暑，秋日可知。伏暑之与伤寒，犹男女之别，一则外实中虚，一则外虚中实，岂可混哉！

　　头痛恶寒，和伤寒太阳病没有什么区别，而颜面红赤、心烦口渴，并非伤寒病。但是，它仍与伤寒阳明证类似；若脉濡而数，就一定不是伤寒病。伤寒见紧脉，中风是缓脉，暑病见弱脉，濡脉属于弱脉之类，因此说濡脉的本体是弱脉。根据八卦理论，离中虚的表现之一为濡脉，濡脉属火象，而紧脉是坎中满的象征，属水象。从性质方面而言，火属热，水属寒，卦象不一样，性质方面也会存在不小的差异，无奈世人都将伏暑当作伤寒治疗，用治疗伤寒足太阳膀胱经的羌活、葛根、柴胡和黄芩往往会伤害到人的性命。刚刚说过，卦象不一样，性质差别会很大，因此，尽管发病的季节在冬天，仍认为它并非伤寒而是伏暑。既然发于冬季的尚且定为伏暑，那么发于秋天的也就知道了。伏暑与伤寒如同男性与女性，伏暑属外实内虚，而伤寒则是外虚内实，万万不可混淆这两者。

①离中虚：离，《易经》卦名。离卦外阳内阴故称"中虚"。

②坎中满：坎，《易经》卦名，坎卦外阴内阳故称"中满"。

===== 延伸阅读 =====

壹 治疗眩晕、头痛，这道菜真的不能少——扁豆羊肉丝

原料 羊肉、扁豆各200克，花椒、水淀粉、黄酒各5克，盐、味精各3克，白糖、葱丝、蒜末、姜丝各2克，麻油10克。

制法 先把洗净的羊肉切成丝；把摘去老筋的扁豆洗净，然后切成丝，再投入开水锅内烫煮后捞出，放入凉水中过凉，捞出沥水；把炒锅放在火上，然后放入麻油、花椒。等炸出香味时，将花椒捞出不用，放入羊肉丝、葱丝、姜丝，煸炒至肉丝断生。烹入黄酒，加入扁豆丝、盐、味精、白糖、蒜末翻炒入味，用水淀粉勾芡即可。

功效 健脾补中，补益气血。

用法 佐餐食用。

适用 眩晕头痛、脾胃虚损、腹长腹泻、食少纳呆、恶心呕吐等病证。

贰 喝牛奶的八大好处

牛奶不仅给人体丰富的营养成分，还对人体健康有八点益处。

1.抑制冠心病。这是因为牛奶中的乳酸精含量大，能促进脂肪代谢。大量的钙质也能减少胆固醇的吸收。

2.防止癌症。牛奶特别是酸牛奶，进入人体后可以显著抑制大肠杆菌等有害细菌的生长，中和胃酸，还能吞噬致癌物质。脱脂牛奶中的维生素C、维生素A，均有明显的防癌功效。

3.预防中风。调查发现，40～60岁的中年男士中，不喝牛奶的男士与每日至少喝2杯牛奶的男士相比，其中风发生率要高出一倍（前者为8%，

后者为4%），这是因为牛奶中的一些特殊物质可以防止过量钙元素对神经细胞的伤害。另外还发现，常喝牛奶的男士高血压发病率低。

4. 延缓骨质疏松。人到中年后容易骨质疏松，牛奶是含钙最多的食品之一，且易于被人体吸收。

5. 抗感冒。

6. 降低气管炎发病率。

7. 预防龋齿。牛奶中的酪蛋白具有良好的预防龋齿的作用。

8. 安眠。牛奶含有抑制脑兴奋的物质，有安眠作用。

伏暑

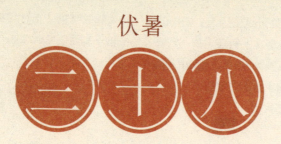

三十八

=====原文➝译文==

> 太阴伏暑，舌①白口渴，无汗者，银翘散去牛蒡、玄参加杏仁、滑石主之。
>
> 此邪在气分而表实之证也。

表现如上条所说症候的手太阴伏暑病，比如舌苔颜色发白、口渴、无汗的，则应采用去掉牛蒡子、玄参银翘散，加杏仁和滑石对症治疗。

这种治疗方法是伏暑邪在气分兼有表实无汗者的治疗法。

=====注释==

①舌：舌苔。

=====延伸阅读==

壹　适当喝点小酒，轻松"击败"头昏目眩

杞银酒

原料　枸杞子180克，金银花50克，白酒2500毫升。

制法　将枸杞子、金银花放入酒坛，倒入白酒，加盖密封坛口，每日摇晃

1次，浸泡7日后即成。

功效 滋补肝肾，明目。

用法 每日2次，每次饮服10～15毫升。

适用 目眩、目昏、多泪。

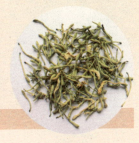

金银花

苍术加味酒

原料 苍术、枸杞子各100克，牛蒡根、牛膝各50克，秦艽、鼠粘子、防风、蚕沙、火麻仁、桔梗、羌活各10克，白酒2500毫升。

制法 将上药研碎，装入纱布袋，扎口，置于酒坛中，倒入白酒，加盖密封坛口，每日摇晃1～2次，浸泡7日后即成。

功效 滋补肝肾，明目。

用法 每日3次，每次饮服20～30毫升。

适用 肝肾不足、邪痹经脉、头昏目眩、视物不明、关节不灵等症。

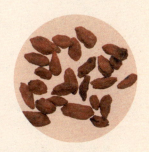

枸杞子

贰 女性忌长期使用卫生护垫

　　卫生护垫有利于女性月经期的卫生保健，很受女性青睐，但有些女性在非经期也天天使用卫生护垫来保持阴部卫生，实际上这种做法是不科学的。

　　卫生护垫有利保健，但使用不当也会引起疾病。健康女性的阴道具有自洁功能，长期使用卫生护垫会使局部湿度和温度都大大增加，尤其是在潮湿的气候中更加明显，阴道的酸碱度改变了，自洁功能遭到破坏，为细菌和真菌的生长创造了适宜的条件，容易导致阴道炎、尿道炎、外阴瘙痒、毛囊炎等。已患有生殖系统炎症的患者如果长期使用卫生护垫，会使病情加重。此外，卫生护垫的摩擦会引起局部皮肤损伤，容易引发皮肤湿疹和皮肤溃疡等疾病。因此，忌长期使用卫生护垫来代替日常的清洗，应勤换内衣。

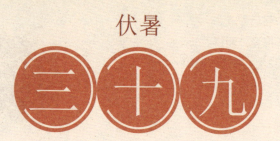

伏暑

原文➡译文

太阴伏暑，舌赤①口渴，无汗者，银翘散加生地、丹皮、赤芍、麦冬主之。

此邪在血分而表实之证也。

凡是具有上条所说症候的手太阴伏暑病，症状为舌质红赤、口渴、无汗的，均应采用银翘散加生地黄、牡丹皮、赤芍和麦冬对症治疗。

这种治疗方法是伏暑邪在血分兼表实无汗症候的治疗法。

注释

①舌赤：舌质赤红。

延伸阅读

🏆 适用于食管癌患者的三道靓汤

地黄茱萸泽泻汤

原料 生地黄15克，山茱萸、泽泻、牡丹皮、淮山药、白茯苓、牛膝、薏苡仁、鸡内金、麦冬、金钗石斛各10克，生牡蛎30克。

制法 水煎取药汁。

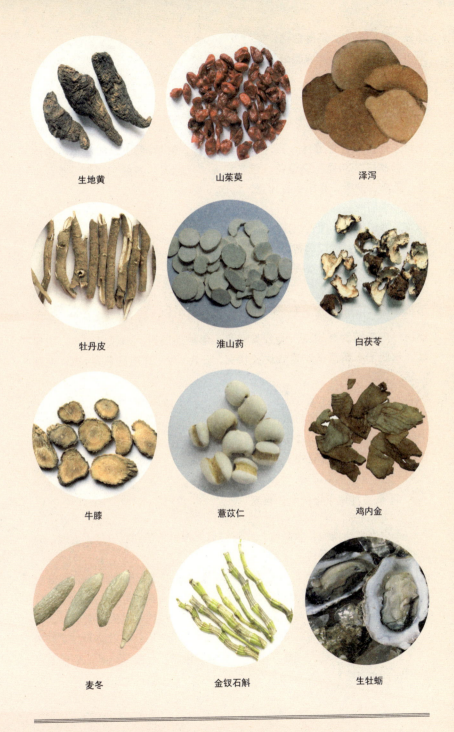

生地黄

山茱萸

泽泻

牡丹皮

淮山药

白茯苓

牛膝

薏苡仁

鸡内金

麦冬

金钗石斛

生牡蛎

功效　养阴补肾，消肿散结。

用法　每日1剂，分2次服用。

适用　食管癌。

四汁莲藤汤

原料　韭菜汁、生姜汁、蜜汁、梨汁各1匙，鲜竹沥1支，半枝莲、半边莲、藤梨根各30克，旋覆花（包）12克，代赭石（先煎）15克，姜、半夏、陈皮、佛手、薤白头各10克。

制法　水煎取药汁。

功效　降逆和胃，理气化痰。

用法　每日1剂，分2次服用。30日为1个疗程。

适用　痰湿交阻型食管癌。

白花蛇舌草抗癌汤

原料　白花蛇舌草30克，蒲公英80克，半枝莲12克，山豆根15克，山慈菇、鸦胆子、黄药子、露蜂房各10克，三七9克，斑蝥去头足1克，蟾酥0.5克。

制法　水煎取药汁。

功效　清热解毒，活血祛瘀，抗癌散结。

用法　每日1剂，分2次服用。

适用　瘀毒内结型食管癌。

贰　不要直接用手指挑用化妆品

　　不少女性在使用化妆品时，都习惯直接将手指伸到瓶子里去挑取，其实这种做法对健康不利。

　　人的手上沾有很多细菌，即使用肥皂洗过多次，细菌也不会完全去除。用手直接挑用化妆品，化妆品（例如乳液、面霜等）马上会被细菌侵入，而化妆品中一旦进入异物，便很容易起化学反应，发生变质现象。人一旦用了变质的化妆品，就会危害身体健康。越是皮肤娇嫩的人，受到变质化妆品的危害就越大。最好用竹签取用化妆品，化妆品一旦沾到手上，就不要再送回瓶里。

伏暑

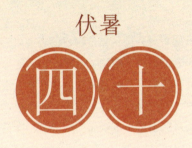

=======原文→译文=========================

> 太阴伏暑、舌白口渴，有汗，或大汗不止者，银翘散去牛蒡子、玄参、芥穗，加杏仁、石膏、黄芩主之；脉洪大，渴甚汗多者，仍①用白虎法；脉虚大而芤者，仍用人参白虎法。
>
> 此邪在气分而表虚之证也。

伏暑病的手太阴病证，如舌苔颜色发白、口渴、全身发汗或者全身不停地出汗的，应采用银翘散去掉牛蒡子、玄参和荆芥穗，再加入苦杏仁、石膏和黄芩对症治疗。如见脉洪大、口渴程度重且出汗多的，仍然可以采用白虎汤对症治疗；如见脉虚大而芤的，仍然用白虎加人参汤对症治疗。

这些治疗方法是伏暑邪在气分，兼表虚有汗者的治疗方法。

=======注释==============================

①仍：仍然。

=======延伸阅读==========================

壹 鸡蛋可以生吃吗

有些人认为生吃鸡蛋可以获得最佳营养。其实，吃生鸡蛋对人的健康是十分有害的。

生鸡蛋中含有抗酶蛋白和抗生物蛋白，前者会阻碍人体胃肠中的蛋白酶与蛋白质接触，影响蛋白质的消化、吸收；后者能与食物中的生物素结合，形成人体无法吸收的物质。但是上述两种存在于生鸡蛋中的有害物质一经蒸煮就会被破坏，不再影响人体对营养素的吸收。另外，生鸡蛋的蛋白质结构致密，胃肠里的消化酶难以作用，因而不容易被消化吸收；而煮熟了的鸡蛋蛋白质结构变得松软，容易被人体消化和吸收。

大约10%的鲜蛋带有致病菌、霉菌或寄生虫卵。有的家长用开水冲鸡蛋加糖给孩子喝，由于鸡蛋中的病菌和寄生虫卵不能完全杀死，因此容易引发腹泻和寄生虫病。鸡蛋中还有沙门氏菌，容易引起食物中毒。我们还发现，鸡蛋壳上可能带有O157肠出血性大肠杆菌，即使菌量极少，如果是生鸡蛋，也足以引起食物中毒。民间曾经有人用吃生鸡蛋的方法来治疗小儿便秘，其实这样做既治不了便秘，还会传染人畜共患的弓形虫病。这种病发病较急，全身各器官几乎均会受到弓形虫的侵袭而引起病变，严重者还会死亡。

因此，鸡蛋一定要煮熟吃，以吃蒸蛋最好，不宜用开水冲鸡蛋，更不能吃生鸡蛋。

贰 多吃鸡肉有好处

鸡肉较猪、牛、羊的肉质要嫩得多，营养也更加丰富，味道也更为鲜美。

每100克鸡肉中含蛋白质20.5克，脂肪8.1克，维生素B_2 0.11毫克，维生素B_1 0.04毫克，维生素A 41微克，维生素E 0.38毫克，钙41.5毫克，磷170毫克，铁1.75毫克，钾210毫克，钠54毫克，硒10.15微克等。总的来看，鸡肉蛋白质含量比牛肉要多，比猪、羊肉更多，而脂肪含量则比猪、羊、牛肉少，且多为不饱和脂肪酸，所以鸡肉是中老年人和心脑血管患者的理想食品。

中医认为，鸡肉有温中益气、补虚填精、益五脏、健脾胃、活血脉及强筋骨之功效，一般人皆可将鸡肉作为增强体力、强壮身体的佳品食用。

伏暑

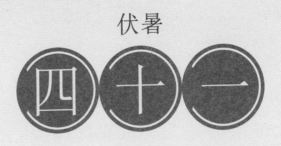

======原文➡译文 ==

> 太阴伏暑，舌赤①口渴汗多，加减生脉散主之。
> 此邪在血分而表虚之证也。

　　手太阴伏暑，舌质红赤、口渴、不停地出汗的，应采用加减生脉散对症治疗。

　　这种治疗方法是伏暑邪在血分兼表虚有汗的治疗方法。

======注释 ==

　　①赤：红赤。

======主攻汤方 ==

　　名称　加减生脉散方。（酸甘化阴）
　　成分　沙参、细生地各9克，麦冬、牡丹皮各6克，五味子3克。
　　用法　以上药物用水5杯，煮取2杯，分2次温服。

壹 两道不可多得的好菜

百合煮豆腐

原料 百合30克，豆腐250克，葱花、盐、味精各适量。

制法 百合用清水浸泡1夜，洗净；豆腐洗净，切成块；葱切碎。将百合、豆腐、盐、味精同放锅内，加水适量煮熟，加入葱花即成。

功效 润肺止咳，清心安神。

用法 每日1次，佐餐食用。

适用 肺痨久嗽、咳唾痰血等。

党参天冬炖萝卜

原料 党参、天冬各20克，白萝卜500克。

制法 将党参润透，切段；天冬润透，切成薄片；白萝卜洗净，切成3厘米见方的块。将党参、天冬、白萝卜同放炖锅内，加水，置大火上烧沸，再用小火炖煮30分钟即成。

用法 每日1次，每次吃白萝卜150克。

功效 滋肾养肺，止喘咳。

适用 喘促气短，口咽发干，潮热盗汗，痰黏、量少、难咯等病证。

贰 女性不要依赖香薰美容

理由一：香薰油并非越纯越好，纯度为100％的香薰油易导致皮肤灼伤。

理由二：香薰只能起辅助治疗作用，不能彻底治愈疾病。

理由三：香薰忌频繁使用，最好每2个星期或1个月使用1次。

理由四：孕妇忌使用某些香薰油，这一点应尤为注意。

伏暑

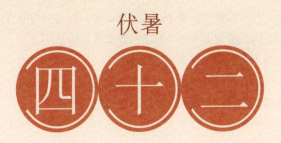

======原文➔译文================================

伏暑、暑温、湿温，证本一源，前后互参，不可偏执①。

伏暑、暑温和湿温这三种病的发生缘故都关系到暑、热、湿，因此，其证治内容可以前后相互参照，没有必要拘执一端。

======注释================================

①**不可偏执**：不必拘执一端。

======延伸阅读================================

🔵 吃羊肉时最好不要吃哪些食物

羊肉性味甘热，具有益气补虚、温中暖下的作用，被视为补阳佳品。但中医认为，吃羊肉时，有以下几种禁忌。

1.忌与醋同食：酸味的醋具有收敛作用，不利于体内阳气生发，与羊肉同吃会让羊肉的温补作用大打折扣。

2.忌与西瓜同食：中医认为，吃羊肉后进食西瓜容易伤元气。这是因为羊肉性味甘热，而西瓜性寒，属生冷之品，进食后不仅大大降低了羊肉的温补作用，且有碍脾胃。对于阳虚或脾虚者，极易引起脾胃功能失调。因此，吃完羊肉后不宜大量进食西瓜、黄瓜等寒性食物。

3.忌与茶同食：茶水是羊肉的"克星"。这是因为羊肉中蛋白质含量丰富，而茶叶中含有较多的鞣酸，吃羊肉时喝茶，会在体内产生鞣酸蛋白质，使肠的蠕动减弱，大便水分减少，进而诱发便秘。

此外，中医古籍中还有羊肉不宜与南瓜同食的记载。这主要是因为羊肉与南瓜都是温热食物，如果放在一起食用，极易上火。同样的道理，在烹调羊肉时也应少放辣椒、胡椒、生姜、丁香、茴香等辛温燥热的调味品，特别是阴虚火旺的人更应注意。为了防止上火，不妨适当放点凉性的食物，如涮羊肉时可放点豆腐。

贰 忌偏嚼食物

有人吃东西常喜欢用一侧牙齿咀嚼，日久天长就形成了一种习惯，而这种习惯对健康和美容都不利。首先，偏嚼会影响面容美观。经常偏嚼势必造成一侧咀嚼肌发达，另一侧相对萎缩，这样，从面形上看，咀嚼一侧显得结实丰满，而另一侧则瘦弱塌陷，甚至造成面部不对称。其次，偏嚼会损坏牙齿。经常偏嚼容易使咀嚼一侧的牙齿磨损过快，产生牙面酸痛等症状。

温湿　寒湿

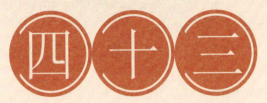

========原文→译文=============================

　　头痛恶寒，身重疼痛，舌白不渴，脉弦细而濡，面色淡黄，胸闷不饥，午后身热，状若阴虚，病难速已，名曰湿温。汗之则神昏耳聋，甚则目瞑①不欲言，下之则洞泄②，润之③则病深不解，长夏深秋冬日同法，三仁汤主之。

　　患者表现出头痛，恶寒，身体困重疼痛，舌苔白腻，口不渴，脉象弦细而濡，面色淡黄，胸闷不适且没有饥饿感，发热情况在午后表现较为明显，与阴虚发热相类似，且难以迅速治愈的疾病，人们称其为"湿温病"。治疗时，若误用了辛温发散治法，就会出现神志迷糊、耳聋的情况，甚至还会出现两目闭合而不想说话的症状；若误用了苦寒攻下之剂，就会出现大便泻痢不止的情况，若误用了滋润养阴之剂，就会使病邪锢结于里，很难解除。在治疗本病这个问题上，不管是在长夏、深秋，还是在冬天，都应使用一样的治法，应以三仁汤为主。

========注释=============================

①目瞑：眼睛闭合。

②洞泄：一名飧泄，是食后即泄，泄下物完谷不化，这里指泻下无度。

③润之：滋阴之法。

名称　三仁汤方。

成分　杏仁、半夏各15克，飞滑石、生薏苡仁各18克，白通草、白蔻仁、淡竹叶、厚朴各6克。

用法　上列药物用甘澜水8碗，煮取3碗，每次服1碗，每日服3次。

======延伸阅读======================================

壹 婴幼儿忌过早地坐、立、走

　　有的年轻父母总想过早地让孩子坐、立、走，这对婴幼儿的生长和发育是不利的。刚出生的新生儿脊柱是很直的。在3个月时会抬头，脊柱出现第一个弯曲；6个月时会坐，脊柱出现第二个弯曲；12个月时会站立行走，脊柱出现第三个弯曲。这些弯曲便构成了正常的生理曲线。婴儿过早被扶坐，会引起驼背，即探肩；过早被扶站，会引起臀部后突，即撅腚；过早行走，会引起下肢畸形，出现罗圈腿。婴幼儿的骨骼中胶质多，钙质少，骨骼柔软，容易变形，尤其是下肢肌肉和足弓的小肌肉群发育还不完善，如果过早地学走路，身体的重量全部由两腿支持，重心部位落到脚掌心上，时间长了容易把腿压弯，还容易形成扁平足。因此，婴幼儿忌过早坐、立、行走。

贰 家长不要让婴幼儿久看电视

　　有些家长认为，看电视可以增加孩子的知识，开阔孩子的视野，因此对孩子看电视的时间不加限制，甚至有的家长用看电视来哄孩子。其实，这种做法是不正确的。

　　电视对眼睛有一定的刺激作用，电视屏幕较小，光线又闪烁不定，眼睛容易疲劳。儿童正处于生长发育的重要阶段，眼球的角膜较薄，眼肌的力量较弱，晶体也未发育成熟，如果长时间看电视，很容易使角膜受到不良刺激，降低晶体调节能力，引起角膜炎、近视和其他眼病。因此，儿童看电视是应该有时间限制的。

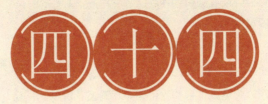

温湿　寒湿

四十四

====== **原文→译文** ===

湿温邪入心包，神昏肢逆①，清宫汤去莲心、麦冬，加银花、赤小豆皮，煎送至宝丹，或紫雪丹亦可。

如果湿温病邪入心包，实际表现为神昏谵语、手足逆冷的时候，则应采用清宫汤去掉莲心和麦冬，加上金银花和赤小豆皮，煎汤送服到宝丹或者是紫雪丹。

====== **注释** ===================================

①**肢逆：**同肢厥而证轻，仅四肢不温而已。

====== **延伸阅读** ==============================

🟤 胆囊炎患者的食疗方

清胆解毒汤

原料　败酱草30克，枳实、郁金、木香各10克，黄芩15克，黄连5克，全瓜蒌20克。

制法　水煎，取药汁。

功效 清热解毒，活血祛瘀，行气止痛，利胆杀菌。

用法 每日1剂，分2次服用。

适用 急性胆囊炎。

胆囊消炎汤

原料 金钱草、炒薏苡仁各40克，黄芩、青皮、陈皮、枳壳、木香、紫苏梗各10克，槟榔、大黄、郁金、炒白芍各15克，川芎、罂粟壳各6克，川楝子、延胡索各12克，炙草8克。

制法 水煎3次，取药汁混合。

功效 疏肝行气，化瘀止痛，清热利湿。

用法 每日1剂，分3次服用。服药后患者排便次数每日1～2次。

适用 急慢性胆囊炎。

柴胡通胆汤

原料 大黄（后入）9克，柴胡、半夏、紫花地丁各15克，黄芩、连翘各12克，生牡蛎45克，金钱草30克，川楝子10克，生麦芽18克。

制法 取上药加水煎取400毫升药汁。

功效 疏肝利胆，通腑散结，清泄湿热。

用法 每日1剂，早、晚各温服1次。

适用 急性胆囊炎。

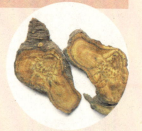

大黄

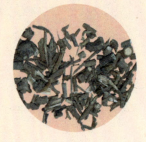

柴胡

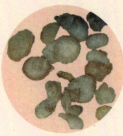

半夏

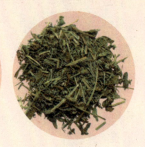

紫花地丁

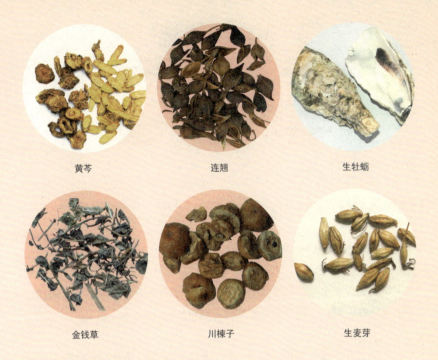

黄芩　　　　　　　　　连翘　　　　　　　　　生牡蛎

金钱草　　　　　　　　川楝子　　　　　　　　生麦芽

贰 多吃黑木耳

黑木耳是我国的特产，营养价值很高，适宜人们经常食用。

每100克黑木耳中含蛋白质10.6克，脂肪0.2克，碳水化合物65.5克，粗纤维7克，钙357毫克，磷201毫克，铁185毫克，钾733毫克，胡萝卜素0.03毫克。其特点是含铁量很高，比肉类高100倍，堪称"含铁之冠"。

木耳因含铁量高，具有养血、活血的作用，可治疗产后虚弱、贫血等症。木耳含有较多的胶质，有润肺和清涤胃肠的功能。黑木耳还有明显的抗血凝作用，可以抑制血小板凝聚，防治多种心脑血管疾病。木耳含有抗癌物质，对肿瘤有抑制作用。

中医认为，木耳性平味甘，有润燥利肠、补血补气的作用，是人们常吃的佳品。

木耳用开水泡发后，掐去根部异物和硬块，洗净后可炒、拌、制馅、做汤，也可用作各种荤素菜肴的配菜，如肉炒木耳、炒木樨肉、炒三鲜（木耳、冬菇、冬笋）及木耳肉片汤等。

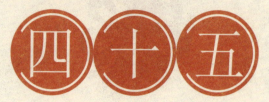

温湿　寒湿

四十五

湿温喉阻①咽痛，银翘马勃散主之。

肺主气，湿温者，肺气不化，郁极而一阴一阳（谓心与胆也）之火俱结也。盖金病不能平木，木反挟心火来刑肺金。喉即肺系，其闭在气分者即阻，闭在血分者即痛也，故以轻药开之。

如果湿温病表现为咽喉阻塞疼痛，则应用银翘马勃散对症治疗。

肺主宰着全身的气，而在湿温病当中，肺的气机无法得到宣化。如果一阴一阳（一阴指手少阴君火，一阳指手少阳胆火）的火均聚于上而在咽喉郁结，则会导致咽喉部的阻塞和咽喉部的疼痛。由于肺金有病而无法平抑胆木，所以说，胆木反而可挟心火上灼肺金。由于喉部为肺金所系，所以肺金火盛也会导致咽喉部的阻塞和咽喉部的疼痛。如果病变倾向于气分，则应以咽喉的阻塞为主体；如果病变倾向于血分，则应以咽喉的疼痛为主体。由于病变在上，因此采用轻清宣开的方药对症治疗。

①喉阻：喉部不畅，多与湿浊凝聚有关。

名称 银翘马勃散方。（辛凉微苦法）

成分 连翘30克，牛蒡子18克，金银花15克，射干9克，马勃6克。

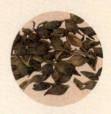

连翘

用法 以上药物用槌捣成粗末，服法可参照银翘散的方法。如咽喉不痛而阻塞较甚者，加滑石18克，桔梗、芦苇根各15克。

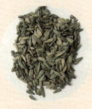

牛蒡子

金银花

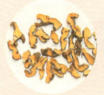

射干

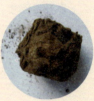

马勃

延伸阅读

壹 两道无比重要的膳食，不容错过

菟丝鸡肠饼

原料 菟丝子25克，公鸡肠1具，面粉250克，菜油、盐、葱、生姜、大蒜各适量。

制法 将菟丝子研粉；公鸡肠洗净破开，放入锅内，加火焙干，然后粉碎成细粉待用。将面粉放入盆内，再将鸡肠、菟丝子粉倒入，混合均匀，加水适量，和成面团。将菜油、盐、葱、姜、蒜放入面团内，做成饼子，烙熟即成。

用法 每日1次，每次吃饼100克。

功效 补肾缩尿。

适用 中老年人尿频、多尿等。

沙苑烧牛肉

原料 沙苑子30克，牛肉500克，水发玉兰片25克，香菜、绍酒、盐、味精、花椒、葱、生姜、水豆粉、菜油、香油鸡汤各适量。

制法 将沙苑子淘洗干净；牛肉洗净，切块；玉兰片切成象眼片。将铁锅内放入菜油，烧热时将牛肉下油锅内炸至火红色，捞出。锅内放菜油，用葱、姜炸锅，下花椒、盐、绍酒、味精、鸡汤，再下牛肉和沙苑子，烧开后，放小火上煨炖，至肉煨熟烂时移到大火上烧开，勾水豆粉，淋香油，撒上香菜段即成。

用法 每日1次，每次吃牛肉100克。

功效 补五脏，调血脉，壮阳益精，暖腰脊。

适用 因肾阳不足所致的腰膝酸软、阳痿早泄、畏寒肢冷等。

贰 染发有何禁忌

头发不仅起到美观的作用，还具有保护头皮的功能，同时还有保温和防御机械性损害的作用，在夏季能保护头皮，防止紫外线照射过多。

头发经过烫、吹等美化，色泽及造型可多种多样，能增添人的外貌美，给人以美的享受。目前烫发多用冷烫和电烫两种方法。前者用硫代乙醇来处理头发，硫代乙醇是一种卷发固定剂，这种方法容易造成脱发；后者是用碱性很强的氨水涂在头发上，通电加热，使头发的角质蛋白改变结构而固定发型。这两种方法，都会不同程度地损伤头发。

所以，烫发忌过频过卷，过卷会破坏头发的角质蛋白，同时也使头发的保护层受到损伤，失去原有光泽，而且会使头发变脆、变黄，看上去干燥无华，有损头发的健美外观。

如何美发对头发的损伤最小？建议电烫以6个月1次为好，化学烫发每3个月1次为好。总的来说，如果不是每次采用同一种烫法，不好计算时间的话，1年之中以不超过4次为最好，这样对头发和人体健康影响不大，还能保持头发美观。

温湿 寒湿

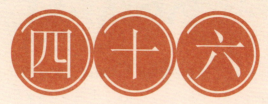

四十六

══════原文→译文══════════════════════════

太阴湿温，气分痹郁而哕者（别名为呃），宣痹汤主之。
上焦清阳膹郁①，亦能致哕，治法故以轻宣肺痹为主。

如果湿温病病变于手太阴肺经，若湿热郁阻气机，则会导致痹气郁结
呕哕（别名为"呃"）。治疗本病，应采用宣痹汤治疗。

凡是病症表现为上焦清阳之气郁阻不得宣通的，也会出现"哕"的情
况，因此在治疗方面应以轻宣肺气的痹阻为主。

══════注释════════════════════════════════

①膹郁：膜郁，指气机壅滞。

══════主攻汤方════════════════════════════

名称　宣痹汤。（苦辛通法）
成分　枇杷叶6克，郁金、香豆豉各4.5克，射干、白通草各3克。
用法　上药用水5杯，煮取2杯，1日内分2次服。

壹 长雀斑的人不宜晒太阳

雀斑，通常发生在日晒部位皮肤上，为棕色点状色素沉着斑。

我们知道白种人面部雀斑发生率很高，且面部通常较多，我国雀斑的发生不如白种人多，但是在皮肤较白的人身上也较常见。由此可见，雀斑在面部肤色深的人不常见，越是肤色白就越常见、越明显。研究证实，雀斑虽跟遗传有关，但紫外线的照射过多可促发其加剧。

雀斑多见于女性，青春期加重，已成为一种困扰女性的顽固面部疾患。本病没有理想的治疗方法，原则上以防晒为主。面部生有雀斑的人夏季最好避光活动，不可长时间日晒。外出时应涂防晒霜，撑遮阳伞。

贰 过敏性皮肤护肤禁忌

过敏性皮肤又称为"敏感性皮肤"，这一类型肤质敏感性高，皮肤稍受刺激，就会起红斑、丘疹、风团，且常伴有其他全身变应性疾病。因此，这类人群在使用洁面及护肤材料时要特别小心，最好的办法是先在局部试用，若发生过敏现象，立即停止使用，并对过敏局部进行抗过敏治疗。

过敏性皮肤应长期用凉水洁面，最好使用防过敏洗面奶，并且不要随意更换。不可进行深层皮肤护理，但若进行深层护理，按摩时间不可过长。蒸汽可有可无，时间要短。护肤品越单纯越好，禁用药物型护肤品，包括纯天然的中药和植物护肤品。另外，长时间户外活动后要彻底洁面。

温湿　寒湿

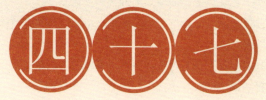

四十七

======原文➡译文======================================

> 太阴湿温喘促者①，千金苇茎汤加杏仁、滑石主之。

手太阴湿温，呼吸急促，还喘，应采用千金苇茎汤加杏仁和滑石对症治疗。

======注释======================================

①**太阴湿温喘促者**：手太阴湿温，呼吸急促，还喘。

======主攻汤方======================================

名称　千金苇茎汤加滑石杏仁汤。（辛淡法）
成分　苇茎、薏苡仁各15克，桃仁、冬瓜仁各6克，滑石、杏仁各9克。
用法　上药用水8杯，煮取3杯，1日内分3次服。

======延伸阅读======================================

壹　吃食物要分清"性状"

食性，是指食物的性质，可分为三大类，即食性寒凉类、食性平和类和食性温热类。

平性食品：包括大米、面粉、玉米、黄豆、赤小豆、蚕豆、扁豆、南瓜、土豆、白薯、胡萝卜、白菜、圆白菜、木耳、鸡蛋、黄鱼、鲤鱼、鲫鱼、猪肉、鸭肉、牛肉等。

寒性食品：包括黄瓜、苦瓜、西瓜、冬瓜、西红柿、茭白、海带、紫菜、荸荠、蟹等。

凉性食品：包括小米、大麦、荞麦、薏苡仁、茄子、白萝卜、丝瓜、油菜、菠菜、芹菜、绿豆、豆腐、苹果、梨、橘子、鸭蛋等。

温性食品：包括高粱、糯米、韭菜、生姜、葱、香菜、南瓜、龙眼肉、乌梅、荔枝、大枣、栗子、鳝鱼、鲢鱼、鸡肉、羊肉、狗肉、猪肝、火腿等。

贰 两道"鸡片"菜

九月鸡片

原料 鸡脯肉600克，鲜菊花瓣100克，鸡蛋（用蛋清）3个，鸡汤150克，猪油1000克盐、白糖、香油各3克，黄酒、葱、姜、玉米粉各20克，水生粉50克，胡椒粉2克，味精适量。

制法 将鸡脯肉去皮、筋后，切成薄片；菊花瓣先用清水轻洗，再用冷开水漂净；葱、姜洗后切成片。鸡片加蛋清、盐、黄酒、味精、胡椒粉、玉米粉调匀上浆。另用小碗放盐、白糖、鸡汤、胡椒粉、味精、水生粉、香油调成芡汁。炒锅烧热，放猪油，烧至油五成热时投鸡片滑散，鸡片盛起。留余油50克，烧至油五成热时，下葱、姜稍煸，即放鸡片，烹黄酒，再将调好的芡汁搅匀倒入锅内，先翻炒几下，接着把菊花瓣倒入锅内，翻炒均匀即成。

功效 补养五脏，益血润容，疏风清热，解毒明目。

用法 随意内服，或佐酒下饭均宜。

适用 肝血不足引起的两眼昏花。

菊茉鸡片

原料　菊花3朵，茉莉花70朵，花茶叶15克，鸡脯肉300克，小白菜500克，清汤750克，鸡蛋2个，盐、精、胡椒粉各适量。

制法　将鸡脯肉剔去筋膜，片成大小合适的板薄片，用凉水漂上；小白菜芯削去菜帮，抽去筋，洗净，用沸水烫熟后捞在凉水内凉透，再用凉水泡上；用鸡蛋兑豆粉，调成稀糊（以能抹在鸡片上不流动为度）；取茉莉花50朵，每5朵用铜丝穿成一串。捞出鸡片沥去水，用盐、味精拌匀，加入蛋糊浆好；另用锅加水烧沸后离火，把鸡片逐片理直下入沸水内，置火上氽熟，然后捞在250克清汤内。另外，泡上茉莉花，用碟装上，玻杯盖上，放在盘中央。食用时，把茶叶用沸水泡上，在锅内注入清汤，下入小白菜（挤净水分）、盐、胡椒粉、味精，烧入味，捞出放在盘子的周围，同时将茶水滗去，另冲入沸水。在锅内注入清汤，加入盐、味精、胡椒粉，把菊花和20朵茉莉花入汤内烫一下，捞出不用。再下入鸡片（原汤不用），待汤沸后入少许茶水（大约汤三分之二，茶水三分之一），浇在小白菜面上（汤不要流入茉莉花内）即成。

功效　补中益气，清肝明目。

用法　佐餐食用。

适用　肝经有热，视力减弱。

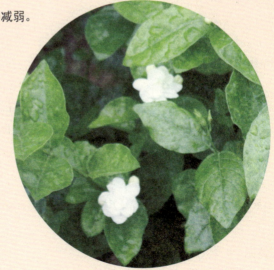

茉莉花

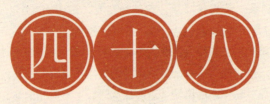

原文→译文

> 《金匮》谓太阳中暍，身热疼痛而脉微弱，此以夏月伤冷水，水行皮中所致也，一物瓜蒂汤主之。
>
> 此热少湿多，阳郁致病之方法也。瓜蒂涌吐其邪，暑湿俱解，而清阳复辟①矣。

　　《金匮要略》这样说道：太阳中暍，身体发热并且有疼痛感，脉象方面表现微弱。这是由于夏天伤于冷水，寒湿之邪行于肌肤而致的，治疗本病用一物瓜蒂汤。

　　这是暑热病邪比较轻微，湿邪比较严重，清阳被郁病症的治疗方法。方用瓜蒂涌吐暑湿病邪，只要解除了暑湿之邪，清阳就可以伸展了。

注释

①复辟：伸展。

主攻汤方

名称　一物瓜蒂汤方。

成分　瓜蒂20个。

用法 上药捣碎，用逆流水8杯煎成3杯，先服1杯，如不吐，再服1杯，吐了以后，剩下的药就不要再服了。体虚的患者方中加入参芦9克。

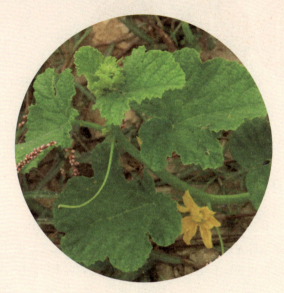

甜瓜

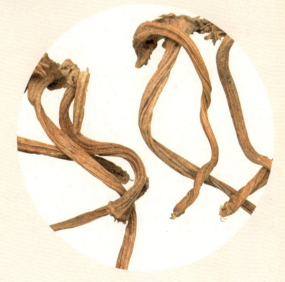

瓜蒂

温湿　寒湿

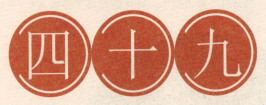

=====原文➡译文=========================

　　寒湿伤阳，形寒脉缓，舌淡，或白滑不渴，经络拘束①，桂枝姜附汤主之。

　　寒湿损伤阳气，如果实际表现为形寒怕冷，脉象缓，舌淡，或舌苔白滑，口并不渴，全身经脉拘急感到不舒服，那么在治疗方面则应采用桂枝姜附汤。

=====注释=============================

　　①经络拘束：指肢体拘急不舒。

=====主攻汤方==========================

名称　桂枝姜附汤。（苦辛热法）
成分　桂枝18克，干姜、白术（生）、熟附子各9克。
用法　上药用水5杯，煎煮成2杯，药渣再煮1杯，每日分3次服。

壹 两道润肺餐

洋参燕窝

原料 西洋参10克，燕窝5克，冰糖25克。

制法 将西洋参润透，切薄片；燕窝用温水泡发4小时，用镊子夹去燕毛，撕成条状；冰糖打碎成屑。将西洋参、燕窝、冰糖放入蒸杯内，加水适量，大火大汽蒸笼内蒸30分钟即成。

功效 滋阴润肺，补益脾胃。

用法 每日1次，每次吃1杯。

适用 肺虚久嗽、虚热烦倦、咯血、吐血、久嗽等。

百合煮豆腐

原料 百合30克，豆腐250克，葱、盐、味精各适量。

制法 百合用清水浸泡一夜，洗净；豆腐洗净，切成块；葱切碎。将百合、豆腐、盐、味精同放锅内，加水适量煮熟，再加入葱花即成。

用法 每日1次，佐餐食用。

功效 润肺止咳，清心安神。

适用 肺痨久嗽、咳唾痰血等。

贰 痱子该怎样预防

痱子为季节性疾病，夏季高温闷热时要注意防暑降温，室内注意保持通风。小儿要勤洗澡，及时擦干汗及更换衣服，保持皮肤干燥。发热、卧床患者应勤翻身，经常洗擦皮肤，保持皮肤干燥、清洁。可进食清凉解暑药膳，如绿豆糖水、绿豆粥、清补凉糖水等。

温疟

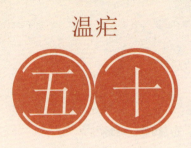

======原文→译文 ================================

> 骨节疼烦①，时呕，其脉如平，但热不寒，名曰温疟，白虎加桂枝汤主之。

疟疾病在发作的时候，实际表现为骨节疼痛而烦躁不安，时不时地还会作呕，但是脉象方面却像普通的疟疾，只发热而恶寒，人们称呼这种疟疾为"温疟"。在治疗方面应采用白虎加桂枝汤。

======注释 ==

①**骨节疼烦**：阴伤而虚，阳气独发，故骨节疼痛而烦，烦为阴不足之象。

======主攻汤方 ==

名称　白虎加桂枝汤方。（辛凉苦甘复辛温法）
成分　知母18克，生石膏48克，粳米30克，桂枝木9克，炙甘草6克。
用法　上药用水8碗，煎煮成3碗。先服下1碗，如服后能出汗，为已产生治疗效果，如不出汗就要再服。即使服药后已有汗的，仍有必要再服1剂，病不发作就可以停服。

肝炎并不可怕，因为有五大靓汤

阳黄茜草汤

原料 茵陈20～150克，栀子、茜草各5～20克，枳壳、白茅根各10～15克，鸡内金5～15克，金银花10～30克，茯苓15～20克。

制法 上药加水煎2次，每煎取药汁150毫升，共取药汁300毫升。

功效 清热解毒，利湿退黄，理气化瘀。

用法 每日1剂，分2次服用。

适用 急性黄疸型肝炎。

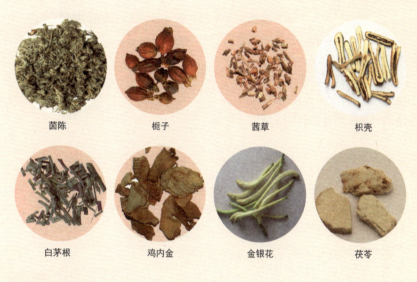

| 茵陈 | 栀子 | 茜草 | 枳壳 |

| 白茅根 | 鸡内金 | 金银花 | 茯苓 |

解毒化瘀保肝汤

原料 蒲公英、白花蛇舌草各20克，板蓝根、丹参、红花各15克，郁金、茜草、栀子各10克。

制法 水煎取药汁。

功效 清热解毒，活血化瘀。

用法　每日1剂，分2次服用。
适用　急性黄疸型肝炎及急性无黄疸型肝炎，瘀毒蕴结型。

茵陈黄花汤

原料　茵陈30克，黄花、丹参各20克，白茅根、牡丹皮、五味子、当归各15克，鸡内金、云苓、川楝子、郁金、甘草各10克。
制法　水煎取药汁。
功效　益气化湿，疏肝活血。
用法　每日1剂，分2次服用。小儿用量酌减。
适用　病毒性肝炎，证属肝郁脾虚、湿热内蕴、血瘀内阻。

茵陈栀子汤

原料　枳实、竹茹、茯苓各12克，半夏、栀子各9克，陈皮、甘草各6克，板蓝根、丹参各20克，茵陈24克。
制法　水煎取药汁。
功效　清热利湿，解毒化瘀。
用法　每日1剂，分2次服用。
适用　急性病毒性肝炎，湿热中阻型。

茵陈败酱草汤

原料　茵陈、败酱草各30～90克，板蓝根20克，焦白术12克，猪茯苓、紫丹参、车前子各15克，泽泻10克，炒麦芽30克，大黄5克。
制法　水煎取药汁。
功效　清热解毒，利胆退黄。
用法　每日1剂，分2次服用。
适用　急性肝炎，湿热蕴结型。

温疟

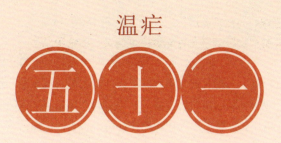

但^①热不寒，或微寒多热，舌干口渴，此乃阴气先伤，阳气独发，名曰瘅疟，五汁饮主之。

疟疾只发热并不恶寒，或者仅仅表现为轻微的恶寒而热势程度比较重，舌苔干燥，感到口渴，这是阴气首先遭到了损伤，阳热之气独盛于里所致，人们称这种疾病为"瘅疟"，应采用五汁饮进行对症治疗。

注释

①但：只。

延伸阅读

壹 两大美白偏方，帮你摆脱暗沉的侵扰

牛奶美白法

准备一小杯鲜奶（在夏天的时候，也可以把鲜奶放到冰箱里，敷上去感觉凉凉的，会更舒服）。用蒸汽蒸脸，将化妆棉吸满鲜奶，敷在脸上15分钟左右，取下，用清水将脸上的牛奶洗净。长期坚持，可以使肤色白净

均匀。

芦荟美白法

　　准备三指宽、二指长的带斑点的芦荟叶，去刺，洗干净，然后再准备一条3厘米长的黄瓜、1/4的鸡蛋清、2～3克的珍珠粉、适量的面粉（用作调稀稠）。将芦荟、黄瓜放入榨汁机榨汁后，入小碗，然后放入蛋清、珍珠粉、适量面粉调成糊，以不往下淌为准。把脸洗干净，将调好的糊抹在脸上，干后洗净，拍上柔肤水、护肤品即可，每周1次到2次。

 "对攻"皮肤粗糙的两大菜方

柠檬汁煨鸡

原料　仔鸡1只，柠檬汁、白糖、香油、盐、菜油各适量。

制法　将鸡宰杀后，除去毛桩和内脏，斩成长2.5厘米、宽1厘米的小块；锅内放菜油烧沸，煎鸡块至金黄色，注入清水1碗，再放入柠檬汁、白糖、香油、盐，盖好盖，用小火煨30分钟。将取汁后的鲜柠檬果肉切片，然后将鸡块起锅装盘，把柠檬片放在鸡块的周围即成。

功效　润肤美容，化痰下气。

用法　佐餐食。

适用　皮肤粗糙不润。

牛奶炖鸡

原料　仔鸡1只，牛奶400毫升，姜、盐、味精各适量。

制法　仔鸡去肠切大块，与牛奶、姜小火炖熟，放入盐、味精调味即可。

功效　补益气血，强壮美容。

用法　早、晚空腹食用。

适用　皮肤粗糙无光泽。

温疟

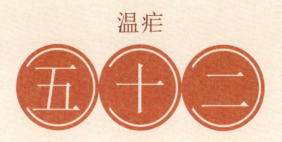

======原文➡译文 ===========

舌白渴饮，咳嗽频仍，寒从背起，伏暑所致，名曰肺疟，杏仁汤主之。

肺疟，疟之至浅者。肺疟虽云易解，稍缓则深，最忌用治疟印板俗例①之小柴胡汤，盖肺去少阳半表半里之界尚远，不得引邪深入也，故以杏仁汤轻宣肺气，无使邪聚则愈。

疟疾舌苔颜色发白，口渴并且想饮水，咳嗽频频发作，恶寒从背部开始的，是因伏暑导致的，人们称其为"肺疟"，治疗方剂应采用杏仁汤。

在疟疾中，肺疟是最为轻浅的一种。肺疟尽管一般认为不难治疗，但是若不及时治疗，也会造成疾病的加深，用平时治疗疟疾的小柴胡汤治疗就犯了大忌。因为肺离半表半里的少阳病界线还很远，不能引邪深入，因此通过使用杏仁汤轻宣肺气，不要使暑湿之邪聚集起来，这样就能够恢复。

======注释===========

①印板俗例：木板印刷的底板叫"印版"；俗例是指平素的常例，比喻死板的俗套。

名称 杏仁汤方。（苦辛寒法）

成分 杏仁、滑石、茯苓块各9克，黄芩、连翘、桑叶各4.5克，白蔻皮2.4克，梨皮6克。

用法 上药用水3杯，煎煮成2杯，每日分2次服。

═════延伸阅读══════════════════════════════════

壹 踩鹅卵石禁忌

　　赤脚走小石子路已成了老年人锻炼的时髦方式。这种光脚在小石子路上走动，让足底与石块亲密接触，让光滑不平质硬的小石子去按摩有丰富穴位和经络的足底，不但可以锻炼脚劲、刺激肌肉、磨炼关节，而且可促进血液流动、疏通血脉。所以，在天气良好、路面干净的情况下，赤足走幽静弯曲的鹅卵石路的确有利于身体健康。

　　然而对老年人来说，一要慢慢走，悠着点，以免摔跤；二要穿着袜子或软底鞋走，以避免足底被刺伤；三要适可而止，每次走的时间忌过长，但应持之以恒；四是不要摸黑走、在雨中走。

贰 治疗痔疮的三大良方

无花果炖猪瘦肉

原料 无花果（干品）60克，猪瘦肉100克，盐适量。

制法 无花果洗净切丝，猪肉切碎，同放入砂锅内，加清水适量，大火煮沸，改小火炖1小时，用盐调味。

功效 清热利湿，补气养血。

用法 每日服食1次，可常用。

适用 湿热型痔疮出血。

白糖炖鱼胶

原料 鱼胶20克，白糖30克。

制法 将鱼胶放入炖锅内，加白糖及适量清水，隔水炖1小时即可。

功效 益精止血。

用法 每日食用1次，连服3～5日。

适用 血虚痔疮出血。

槐花煲牛脾

原料 槐花米15克，牛脾脏250克。

制法 槐花、牛脾同入锅中，加水适量，炖熟即可。

功效 清热除湿，凉血止血。

用法 不加盐，饮汤吃牛脾。

适用 痔疮出血、疼痛。

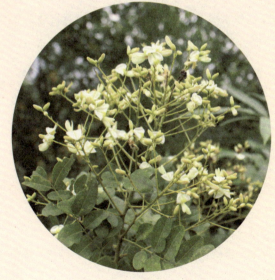

槐花

温疟

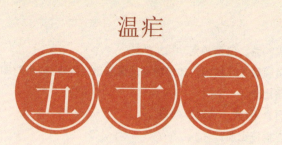

原文→译文

热多昏狂，谵语烦渴，舌赤中黄，脉弱而数，名曰心疟，加减银翘散主之；兼秽，舌浊口气重①者，安宫牛黄丸主之。

疟疾表现为高热，神志不清，狂躁不安，语无伦次，心烦口渴，舌质红赤，舌中心位置苔色为黄色，脉象弱而数，人们称其为"心疟"，治疗本病应采用加减银翘散的方法；如兼有秽浊之气，舌苔垢浊，口臭气比较明显，则应采用安宫牛黄丸对症治疗。

注释

①**舌浊口气重**：指口臭气比较明显。

主攻汤方

名称 加减银翘散方。（辛凉兼芳香法）

成分 连翘10份，金银花8份，玄参、犀角、麦冬（不去芯）各5份，竹叶3份。

用法 上药按上述的配方比例，一起研成粗末，每次用15克加水煎煮，煎成后去除药渣服。并加入鲜荷叶的汁2～3茶匙，每日服3次。

壹 让我们来认识"金橘"和"石榴"

金橘

别名 金橘饼、夏橘、金枣、金弹、寿星柑。

性味 性温,味甘、辛。

功效 理气,解郁,化痰,止渴,消食,醒酒。

宜食

适宜胸闷郁结,不思饮食,或伤食饱满、醉酒口渴之人食用;适宜急慢性气管炎、肝炎、胆囊炎、高血压、血管硬化者食用。

忌食

脾弱气虚之人不宜多食,糖尿病患者忌食。凡口舌碎痛、齿龈肿痛者忌食。

石榴(附:番石榴)

别名 安石榴、甜石榴、酸石榴。

性味 性温,味甘或酸。

功效 生津,止渴,涩肠,止泻。

宜食

适宜发热之口舌干燥而渴者食用;适宜患有慢性腹泻、大便溏薄、肠滑久痢、妇女白带清稀频多之人食用;适宜夏天烦热口干,酒醉烦渴者食用;适宜口臭和扁桃体炎患者食用。

贰 睡多久为妙

　　人的一生有三分之一的时间是在睡眠中度过的。睡眠状况对健康有很大的影响,睡眠需要足够的时间和深度。人体所需的睡眠时间因人而异,但一般与年龄、体型和性格有关。年龄越小,睡眠时间越长。

从养生的角度，四季睡眠应遵循"春夏养阳，秋冬养阴"的原则。春、夏应晚卧早起，秋、冬宜早卧晚起，但最好在日出前起床，不宜过晚。

　　正常人的睡眠时间一般为每日8小时左右，但不同情况、不同年龄阶段有所不同。青少年每日需要睡9.5小时，60岁以上的人一般每日睡7小时左右，体弱多病者可以适当地增加睡眠时间。

　　睡眠时间过长或过短都不好，每日睡眠时间超过10小时的人，比睡7小时的人，因心脏病死亡的比例高1倍，因脑卒中而死亡的比例高3.5倍。

秋燥

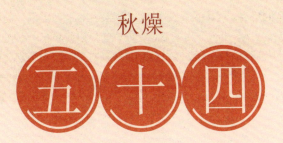

========= **原文→译文** ==================================

> 秋感燥气，右脉数大[①]，伤手太阴气分者，桑杏汤主之。

　　秋季感受燥气为病，人们称这种病为"秋燥"。在初起的时候，右手脉象数而大，是燥邪伤于手太阴肺经气分，治疗本病应用桑杏汤。

========= **注释** ==================================

　　①**右脉数大：**右手脉象数而大。

========= **主攻汤方** ==================================

名称　桑杏汤方。（辛凉法）
成分　苦杏仁4.5克，沙参6克，象贝母、桑叶、香豆豉、栀皮、梨皮各3克。
用法　上药用水2杯，煎煮成1杯，1次服下。病情较重的，可再服1剂。（因本方所用的是轻宣肺经燥邪的药，所以用量不得过量，过量的话就会使药力过上焦病所。如果把1剂药煮两三次，后来两三次所煎成药的气味必然会有所改变，这是因为药的气味俱已轻清上浮）

壹 呼噜响就代表睡得香吗

平时，人们总认为睡觉时打呼噜就是"睡得香"的表现，其实不然。睡觉时打呼噜，尤其是出现憋气时，易造成睡眠深度变浅、睡眠质量降低。日积月累就会导致大脑严重缺氧，最终可引起心、脑、肺多系统脏器的功能损害，这是一种病理现象，被称为睡眠呼吸暂停综合征。

睡眠呼吸暂停综合征是由于夜间睡眠期间反复出现呼吸停止或呼吸减弱，导致机体缺氧和二氧化碳潴留等一系列病理变化的综合征。其病因可能与睡眠时上呼吸道、咽喉的阻塞有关，尤其是老年人、肥胖者，由于肌肉弹性下降，张力减退，或上呼吸道过多软组织堆积，舌后坠，造成气道阻塞，睡眠中易发生呼吸暂停。

目前治疗的方法有很多，有悬雍垂软腭咽成形术、口腔矫形器治疗、持续正压呼吸治疗等。其中持续正压呼吸治疗是一种较为有效的治疗方法。

此外，睡眠呼吸暂停综合征患者平时还应避免饮酒，喝浓茶和咖啡，慎用镇静剂。安眠药以及抗组胺药物均可使呼吸变得浅而慢，并使肌肉松弛，易导致咽部软组织堵塞气道，宜在医生的指导下服用。及时治疗鼻腔阻塞性疾病，积极治疗过敏性鼻炎或鼻窦疾病，纠正偏曲的鼻中隔，切除鼻息肉等，对改善病情也有举足轻重的作用。

贰 吃荞麦，也要小心翼翼

别名 净肠草、鹿蹄草。
性味 性凉，味甘。
功效 健胃，消积，止汗。

宜食

适宜食欲不振、饮食不香、肠胃积滞、慢性泄泻之人食用；适宜出黄汗之人和夏季痧症者食用。

忌食

凡体虚气弱之人，不宜多食。根据前人经验，荞麦忌与野鸡肉一同食用。癌症患者食之宜慎。

秋燥

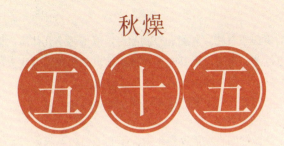

====== 原文→译文 ======================================

感①燥而咳者，桑菊饮主之。
亦救肺卫之轻剂也。

由于燥邪而导致咳嗽的，治疗方面应采用桑菊饮。
同时，这也是治疗邪在肺卫的轻剂。

====== 注释 ===

①感：感受。

====== 延伸阅读 ==

壹 口腔炎患者能吃什么，不能吃什么

口腔炎是指口腔黏膜的炎症。如果病变局限于口腔的某一部位，即称为该部位的炎症，如舌炎、齿龈炎、口角炎等。本病在小儿期较为多见，尤其是婴幼儿期。

宜食

优质的蛋白质食物，如蛋和豆制品等，以增强小儿体质，促进健康。新鲜黄绿色蔬菜、水果，以补充多种维生素、矿物质。多饮水可保持口腔黏膜潮湿，防止口腔内细菌繁殖。饮料宜温凉。

忌食

辛辣、刺激性的食物能助热生湿，不利于口腔黏膜愈合。食用油煎、油炸食物时碰到口腔黏膜可引起疼痛，不利于愈合。助火生热食物，如花生、樱桃食用后会使病情加重，久治不愈，故应限制食用。甜腻食物直接作用于口腔黏膜，使之不易愈合，应限制食用。

贰 什么菜可以利胆排石

茭白瘦肉丝

原料 茭白250克，猪瘦肉150克，豆油、料酒、盐各适量。

制法 茭白、猪瘦肉各切丝。豆油烧熟，分别煸炒茭白、肉丝，然后加入料酒、盐同炒即可。

功效 扶正气，利湿热。

用法 分顿佐餐食用。

适用 慢性胆囊炎、胆石症。

二金玉枣瘦肉汤

原料 郁金、鸡内金各15克，玉米须30克，大枣5枚，猪瘦肉适量。

制法 原料同入砂锅内，加清水适量煎汤。

功效 健脾消食利胆。

用法 去渣取汤，每日分2次饭后饮。

适用 胆囊炎和胆石症。

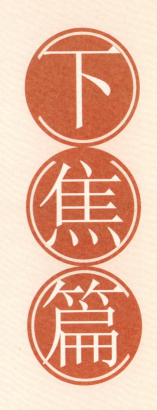

面目俱赤，语声重浊，呼吸俱粗，大便闭，小便涩，舌苔老黄，甚则黑有芒刺，但恶热，不恶寒，日晡益甚者，传至中焦，阳明温病也。脉浮洪躁甚者，白虎汤主之；脉沉数有力，甚则脉体反小而实者，大承气汤主之。暑温、湿温、温疟，不在此例。

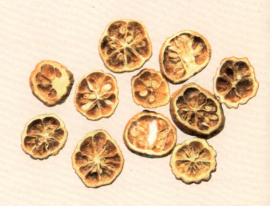

风温 温热 温疫 温毒 冬温

=====原文➡译文 ===================================

面目俱赤①，语声重浊，呼吸俱粗，大便闭②，小便涩③，舌苔老黄，甚则黑有芒刺，但恶热，不恶寒④，日晡⑤益甚者，传至中焦，阳明温病也。脉浮洪躁甚者，白虎汤主之；脉沉数有力，甚则脉体反小而实者，大承气汤主之。暑温、湿温、温疟，不在此例。

凡是患上风温、温热、温疫、温毒和冬温等温病的患者，实际表现为面部和眼白颜色发红，声音重浊，呼气粗大，吸气也很粗大，大便闭结不通，小便短赤不畅，舌苔颜色为老黄色，严重的还会出现色黑、粗糙起刺的情况，如果患者仅仅感觉恶热，不感觉恶寒，热势亢盛，特别是在下午到傍晚时分感觉更为明显，这就表明病邪已传入中焦阳明，叫"阳明温病"。如果患者的脉象明显浮洪而躁急，则应采用白虎汤；如果患者的脉象沉数而有力，甚至反而表现为小而实，则应采用大承气汤。而像暑温、湿温和温疟等疾病，则不在此范围。

=====注释===

①**面目俱赤**：指面部和眼白都是红色的。

②**大便闭**：指大便秘结不通，阳明腑实证。

③**小便涩**：指尿少而涩滞不通，热灼津伤。

④**恶寒**：指厌恶（怕或者害怕）寒冷。

⑤**日晡**：指下午3—5时。

名称 大承气汤方。

成分 大黄18克，芒硝、厚朴、枳实各9克。

用法 上药加水8杯，先煮枳实、厚朴，然后放入大黄、芒硝，煮取3杯药液。先服1杯，大约4小时后，如果大便通畅，就不必再服，若大便不通，则再服1杯，服后大便仍不通者，可再服。

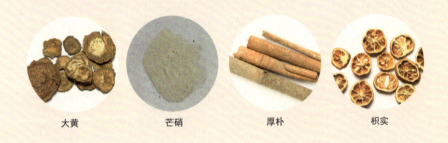

大黄　　　　　　　芒硝　　　　　　　厚朴　　　　　　　枳实

===== **延伸阅读** ===

🌕 了不起的"太冲穴"和"太白穴"

太冲穴

位置：位于大脚趾和第二个脚趾之间接近脚骨处。左右各一。

主治：视疲劳，眼睛充血、疼痛，视力低下；尿频，小便不尽；慢性腰痛，下肢疲劳，颈部疼痛，肩部疼痛，腰部刺痛；高血压；血小板欠缺型贫血；癫痫；生理不顺；乳腺炎；头痛，头晕；发冷；老人斑。

太白穴

位置：大脚趾趾根（侧面突出部位）附近，向脚腕处的凹陷。

主治：消化不良，胀肚，胃痛，腹部疼痛，腹泻，便秘；口腔内膜炎，口臭；痔疮；慢性腰痛。

别名　青小豆。
性味　性凉，味甘。
功效　消暑止渴，清热解毒，利水消肿。

宜食

适宜暑热天气或中暑时出现烦躁闷乱、咽干口渴等症状之时食用；适宜患有疮疖痈肿、丹毒等热毒所致的皮肤感染者食用；适宜高血压病、水肿、红眼病患者食用；适宜食物中毒、药草中毒、金石中毒、农药中毒、煤气中毒、磷化锌中毒时应急用。绿豆皮适宜眼病患者食用。

忌食

绿豆性属寒凉，故平素脾胃虚寒易泻之人忌食。

提示

绿豆经水磨加工而得的淀粉为绿豆粉，性寒味甘，有清热解毒的作用。

营养价值

绿豆的营养价值很高，据分析，每100克绿豆含蛋白质22.1克，脂肪0.8克，碳水化合物59克，钙49毫克，磷268毫克，铁3.2毫克，胡萝卜素0.22毫克，维生素B_1 0.53毫克，维生素B_2 0.12毫克，烟酸1.8毫克。蛋白质主要为球蛋白类，是一种富含蛋氨酸、色氨酸、赖氨酸、亮氨酸、苏氨酸的完全蛋白质。绿豆所含的磷脂包括磷脂酰胆碱、磷脂酰乙醇胺、磷脂酰肌醇、磷脂酰甘油、磷脂酰丝氨酸、磷脂酸等。近代研究表明，绿豆具有解毒、防止酸中毒、促进生发、构成组织、使骨骼和牙齿坚硬、帮助血液凝固等作用。

风温 温热 温疫 温毒 冬温

阳明温病①，脉浮②而促者，减味竹叶石膏汤③主之。

脉促，谓数而时止，如趋者过急，忽一蹶然④，其势甚急，故以辛凉透表重剂，逐邪外出则愈。

阳明温病，若脉象浮而急促，则用减味竹叶石膏汤治疗。

脉促，指的是脉象至数增加而有时也会出现遏止的现象，就好像快步行走的人由于走得过快而突然摔倒，病势很急，因此应用辛凉清热透邪的重剂，驱逐病邪后就能够恢复。

①阳明温病：是中焦阳热病证，包括中焦阳明腑实证和中焦阳明气分大热证。

②脉浮：这里的浮脉是在里的邪气外透之象，而不是邪气在表的表证。

③减味竹叶石膏汤：由原竹叶石膏汤（竹叶、石膏、半夏、麦冬、粳米、人参、甘草）减去半夏、粳米、人参等甘温助热的药物而成。

④蹶然：摔倒的样子。

═══════ 主攻汤方 ═══════

名称　减味竹叶石膏汤方。（辛凉合甘寒法）

成分　淡竹叶15克，石膏24克，麦冬18克，甘草9克。

用法　上药加水8杯，煮取药液3杯，每2小时服1杯，大约6小时服完。

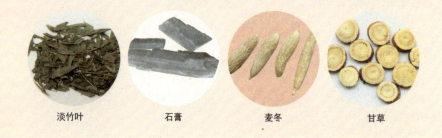

淡竹叶　　　　　　石膏　　　　　　麦冬　　　　　　甘草

═══════ 延伸阅读 ═══════

壹 不要在电冰箱里存放药材

　　有人把一些暂时用不完或未能用上的药材存放在电冰箱里，这种方法是不对的。因为把药材放进冰箱内，时间一长就会受潮，甚至会破坏药材的药性。所以对一些贵重的药材，比如鹿茸、人参、党参、天麻、北芪等，如需长时间地保存时，可用干净的铁镬，放入适量的糯米，慢火炒至焦黄，凉后把药材放入一只清洁、密封度高的玻璃樽内，再用炒米把药材藏好，将樽盖旋紧。然后，把它放置在阴凉通风的位置上。只有这样，才能够延长药材的贮藏时间。

贰 脑血管意外，你知道多少呢

　　脑血管意外包括高血压和脑动脉硬化引起的脑溢血、脑栓塞、脑血管痉挛等。中医称其为"中风"，认为是由于心、肝、肾三脏之间阴阳平衡失调，阴虚阳亢，肝风内动，逼血上冲而致。主要症状有：脑溢血，突然昏倒，不省人事，打鼾，偏瘫，瞳孔不对称（病侧较大）；脑血栓，言语不清，偏瘫，进行性加重，1～2日达到高峰；脑血管痉挛，头疼呕吐，抽搐昏迷，语言障碍、偏瘫，数日后可恢复。

宜食

脑血管意外，重在平时预防，一旦发病，则需特殊护理，宜给予易缓解动脉硬化及降压的食物，如黑木耳、银耳、果汁、米汤、菜汁等易消化的食物，必要时进行鼻饲，少食多餐。

目前，国际医学界认为老年高血压患者，宜坚持食用低盐和高蛋白饮食，注意补充镁，保证人体的镁摄入量，可以有效预防高血压脑卒中。由于镁能作用于细胞内的ATP酶，调节细胞内矿物质平衡，拮抗钙，防止细胞膜上的钙流入细胞内，从而抑制心脑血管疾病的发生。重点在于镁、钙、蛋白质食物的定量搭配。如钙、镁丰富及优质蛋白的食物有鱼、蛋、豆类、去脂牛奶、牡蛎、绿叶蔬菜、小米、燕麦、荞麦、蘑菇类、山楂、麦芽等。

忌食

高血压患者预防脑血管意外有四忌。

1.忌高钠饮食，少吃盐，日摄量应低于5克，因摄入钠多了会使血压升高。

2.忌高脂肪饮食，因高脂肪食物能增加血液黏稠度。

3.忌高糖，少吃甜食，因糖在体内仍转变成脂肪，也会增加血液黏度。

4.忌烟酒，因为尼古丁会使血液黏稠度增高，乙醇能诱发脂质代谢紊乱。

风温 温热 温疫 温毒 冬温

═══════ 原文→译文 ═══════════════════════

阳明温病，诸证悉^①有而微，脉不浮者，小承气汤微和之。

阳明温病，各种症状都具备但较轻，脉象表现为不浮，这种情况可用小承气汤以微和胃气。

═══════ 注释 ═══════════════════════════

①悉：都，全部。

═══════ 延伸阅读 ═══════════════════════

壹 胃下垂，药在两汤中

益气化瘀汤

原料 黄芪、升麻各20克，云苓、麦芽、党参各15克，山楂12克，鸡内金、白术、枳实、三棱、莪术、川芎、柴胡各10克，红花9克。

制法 水煎取药汁。

功效 益气化瘀。

用法 每日1剂，分2次服用。

适用 胃下垂。

芪术升胃汤

原料 太子参、黄芪各10～30克，砂仁、白术各10克，陈皮10～15克，升麻6～9克，柴胡9～12克，枳壳10～18克，大黄（后下）3～12克，制马钱子2～4克，甘草3～6克。

制法 水煎取药汁。

功效 升清阳，降胃浊。

用法 每日1剂，分2次服用。

适用 胃下垂。

贰 不要轻视空气浴

空气浴是利用气温和皮肤温度之间的差异，使低于体温的环境气温对人体产生"寒冷刺激"，通过神经反射机制，加速机体的产热过程，使人体能够迅速地适应和抵御外界气温的急剧变化，从而增强人体免疫力的一种健身方法。当人们脱去衣服后裸露部分躯体进行空气浴时，人体即以传导、对流、辐射等方式向周围散热。而机体为了维持体温平衡，通过神经反射与体温调节机制，加强产热活动，减少散热。空气浴的方法很多，如开窗睡眠、增加户外活动时间、从事体力活动时少穿衣服或裸露部分肢体等。

风温 温热 温疫 温毒 冬温

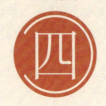

===========原文➡译文 ===============================

> 阳明温病，汗多①谵语，舌苔老黄而干者，宜小承气汤。

　　阳明温病，若表现为出汗多，语无伦次，舌苔颜色为老黄色且干燥，则可采用小承气汤进行对症治疗。

===========注释=================================

　①**汗多**：指出汗多。

===========延伸阅读 =============================

　壹 急性胰腺炎患者的"汤方"

大黄汤

原料　大黄50克。

制法　将大黄煎水200毫升。

功效　活血化瘀，清热解毒，通里攻下。

用法　轻者每日1剂，分2次服用。

适用　急性胰腺炎。

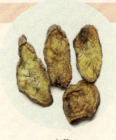

大黄

通胰汤

原料 柴胡、郁金、厚朴各15克，黄连、半夏、枳实、木香、芒硝（冲服）各10克，大黄（后下）20克，蒲公英30克。

制法 水煎取药汁。

功效 清热化湿，通里攻下，理气止痛。

用法 轻者每日1剂，分2次服用。

适用 急性胰腺炎。

贰 精神病患者饮食禁忌

西医所指的精神病，类似中医中的癫狂症。中医对癫狂症的划分与现代医学观点颇相似，如中医认为：语无伦次，或沉静痴呆者为癫，多言多动狂躁不安者为狂，前者近乎精神分裂症，后者与狂躁型精神病相似。更具体一些来讲，癫症表现为精神抑郁，表情淡漠，喃喃自语，语无伦次，神思恍惚，哭笑无常，或多疑善惊，不知秽洁。狂症表现为狂躁不安，奔走号叫，毁物伤人，不避亲疏，面红目赤，急躁好怒，气力逾常，不食不眠。

宜食

精神患者常服用氯丙嗪类药物，对肝脏有一定损害，所以饮食中宜多食保肝食物，以增加糖类、蛋白质和维生素C等营养成分的供给。

宜进食对大脑有益的各种食品，如瘦肉、鱼类、蛋类、奶类、香蕉、苹果等含胆碱物质的食物，对改善和缓解精神病症状有一定的作用。

做电休克或胰岛素休克治疗的患者，体力消耗甚大，应让其多吃高蛋白、高热量食物以补充能量，但要防止暴饮暴食。

狂躁型患者，多有火热现象，如面红目赤、大便秘结等，宜进食泻火通便的食物，如绿豆汤、甘蔗汁、清凉饮料、多纤维蔬菜等。

忌食

绝对禁止酒类及刺激性食物。因酒类中的乙醇对脑神经细胞有刺激性，对精神病患者危害极大。另外，酒精会增加精神病类药物的毒性，造成不良的后果；而刺激性食物如辣椒、胡椒、葱、姜、大蒜能增强神经兴奋性，特别是狂躁型的精神病患者，应禁服。

风温　温热　温疫　温毒　冬温

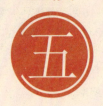

===== 原文→译文 =============================

　　阳明温病，无汗①，小便不利②，谵语者，先与牛黄丸③；不大便，再与调胃承气汤。

　　阳明温病，没有汗出，小便短赤不通畅，有谵语的，应先服用安宫牛黄丸，如果服药后依然不排便，则继续服调胃承气汤。

===== 注释 =============================

　　①无汗：没有汗出。

　　②小便不利：小便短赤不通畅。

　　③牛黄丸：安宫牛黄丸。

===== 延伸阅读 =============================

壹　六神丸也会引发中毒吗

　　六神丸具有清热解毒、消肿止痛的作用。正因如此，有人不但长期服用六神丸，还将六神丸作为保健预防常用药长期服用，因而发生了中毒，这在临床上有不少报道。

　　六神丸中毒的主要原因在于蟾酥，蟾酥是由蟾蜍（俗称癞蛤蟆）的耳后腺和皮肤腺中分泌的毒液加工制成的。蟾酥性温，有毒，如长期、过量服用会引起中毒，造成危害。

1. 咽喉肿痛者成人服用量是每次10粒，每日服3次，小儿应酌情减量。患者不要擅自加量，特别是老年人，过量服用更易造成中毒。

2. 不要忽视服后在30～60分钟以内可能发生的中毒反应，如服后有恶心呕吐、腹痛腹泻、头痛头晕、口唇四肢发麻、胸闷心悸、出汗嗜睡时，应考虑到六神丸中毒的可能，严重时应及时送往医院。

贰 婴儿不能吃得太咸

因为食盐是钠和氯的化合物。婴儿肾脏发育尚不成熟，排钠能力弱，食盐过多易损伤其肾脏。如果体内的钠离子增多，还会造成钾离子随尿排出过多，从而易引起心肌、全身肌肉衰弱。此外，食盐过多可能会引发高血压。美国某医疗组织调查，儿童在婴儿时期多数常吃罐头装的咸味食品，且有11％的人在10～13岁时发现患有高血压病。因此，从婴儿时期起，其饮食不宜咸。

风温 温热 温疫 温毒 冬温

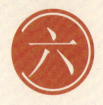

原文→译文

　　阳明温病，面目俱赤，肢厥，甚则通体皆厥，不瘛疭①，但神昏，不大便，七八日以外，小便赤，脉沉伏，或并脉亦厥，胸腹满坚，甚则拒按②，喜凉饮者，大承气汤主之。

　　阳明温病，面部发红，眼白也发红，但四肢发凉，全身发冷，尽管四肢表现为并不抽搐，但是神志模糊，不解大便已超过七八日，小便颜色红赤，脉象表现为沉伏，或出现脉重、按也很难触及的"脉厥"。胸腹部胀满坚硬，甚至拒按，口渴且喜欢饮用凉水的，应采用大承气汤对症治疗。

注释

①瘛疭：筋脉缓纵伸张和抽动不已的动风症状。

②胸腹满坚，甚则拒按：里热太甚，燥屎结于大肠，腑气不通，故胸腹痞满坚硬，按之胀满痛甚，因而拒绝触按。喜按为虚，拒按为实。此乃实证之指征。

壹 了不起的"二白饮"和"白头翁"

二白饮

原料 白花蛇舌草、白茅根各200克，白糖30克。

制法 将白花蛇舌草、白茅根加水煎煮，水沸后以小火煮25分钟，滤渣取汁，加入白糖调匀即成。

功效 解毒消痈。

用法 每日3次，每次服150毫升药汁。

适用 直肠癌。

"白头翁"

原料 白头翁50克，金银花、木槿、白糖各30克。

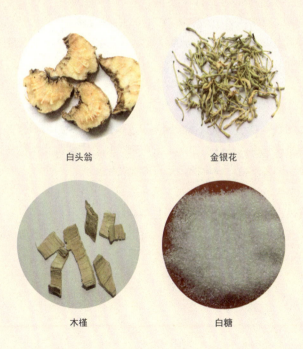

白头翁　　　　　　　　　金银花

木槿　　　　　　　　　白糖

制法　上药加水，煎浓汁200毫升，加白糖调匀。

功效　散结消瘀。

用法　每日1剂，分3次温服。

适用　大肠癌。

贰 使用电风扇有何禁忌

在炎热的夏天，打开电风扇，立即凉风劲吹，颇为爽快。但是，使用电风扇应该注意科学性，否则好事会变成坏事，有损身体健康。应注意的事项主要有以下几项。

1.忌吹风过大。现代科学家认为，室内的风速最好控制在0.2到0.5米/秒之间，最大不超过3米/秒。因为风速过大，会使身体受到风吹的局部汗水蒸发太多、太快，温度骤降，易使人患上感冒或局部麻痹。

2.忌直吹。用电风扇朝着一个方向直吹，风邪极易侵入人体。尤其是在人们身体虚弱或大汗淋漓时，更不可只图一时的痛快，让风直吹到身上。最好让电风扇朝天花板吹，或者让风扇摆动着吹。

3.忌睡觉时吹风。中医学认为"阳入阴谓之寐"，意思是说，人体睡眠的过程，就是阳气进入阴分的时候，体表阳气虚弱，不管风大还是风小，吹到身上都易让人得病。所以，任何电风扇都忌在人熟睡时直接对着身体吹风。身体素质较好的人，睡着前用低速风吹一会儿是可以的，但必须在睡着时把电风扇关掉。

4.出汗较多时忌立即吹风。因为出汗较多时，全身的表皮血管扩张，突然遭到凉风吹拂，往往会引起血管收缩，排汗立即停止，从而造成体内产热和散热失去平衡，多余的热量反而散发不出去。

5.忌持续、固定地对身体某个部位吹风。用电风扇吹风，宜吹吹停停地使用阵风、和风或微风，使用摆头电扇较好。尤其对于小儿、老人和身体虚弱的人，更不可用电风扇持续、固定地对着身体某个部位吹风，否则，必会招致疾病。

风温 温热 温疫 温毒 冬温

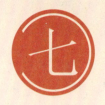

阳明温病，纯利稀水无粪者，谓之热结旁流，调胃承气汤主之。

热结旁流[1]，非气之不通，不用枳、朴，独取芒硝入阴以解热结，反以甘草缓芒硝急趋之性，使之留中解结，不然，结不下而水独行，徒使药性伤人也。

阳明温病，若大便泻出的都是稀水而没有粪质，人们称其为"热结旁流"，在治疗方面应该采用调胃承气汤。

造成热结旁流的根本原因并非腑气不通，因此不采用枳实和厚朴，仅仅用芒硝配合大黄祛除肠道的热结就可以了，并配合甘草缓和芒硝的趋下作用，使芒硝能留在肠中对燥结进行解除。若不这样治疗，则会使燥结不下而只有水液下行，药不仅无法治病反而会白白地损伤人体的正气。

======= 注释 ==================================

①**热结旁流**：为阳明腑实证的一种。其特点是肠内有燥屎内结，但肠中水液可通过其缝隙下流，故可见下利纯臭稀水。

壹 作为产妇，应该在饮食方面注意哪三点

1.过食生冷食物有碍乳汁分泌。中医认为，妊娠期精血聚集于冲任以养胎，孕妇机体多处于阴血偏虚、阳气偏亢的生理状态，即民间所说的孕妇多易上火，加之妊娠又偏食，所以孕妇喜食一些水果或饮料等生冷食物。

一般来讲，素体阳盛的人适当吃一些卫生而营养丰富的生冷食物，这对胎儿的发育和大人的健康是有益的，同时可防止胎儿出生后胎毒的发生。但对素体阳虚之人则不然，食用生冷食物不当或过食，可导致凉遏脾胃，寒湿内生，从而使中焦不运。胎儿分娩后，由于寒湿凝滞经脉及产后多虚多瘀的特点，产妇气血虚弱，经脉不畅，气化不利，阳气不展，乳汁失于蒸化。部分产妇会出现乳汁不足或无乳，严重影响了婴儿的正常发育，并易导致婴儿出生后大便溏泄、吐乳腹胀等。所以，孕妇在孕期一定要注意饮食的调节，不宜过食生冷食物，以适度为宜。

2.产妇不要久喝红糖水。按照我国的民间习俗，产妇分娩后都要喝红糖水，其实服适量，对产妇、婴儿都是有好处的。因为产妇分娩时，精力、体力消耗很大，失血较多，产后又要给婴儿哺乳，需要丰富的糖类和铁质。红糖既能补血，又能供应热能，是较好的补益佳品。但是，有不少产妇喝红糖水的时间过长，有的喝半个月，甚至长达1个月。殊不知，久喝红糖水对产妇子宫复原不利。因为产后10天，恶露会逐渐减少，子宫收缩也逐渐恢复正常，如果久喝红糖水，红糖的活血作用会使恶露的量增多，造成产妇继续失血。因此，产后喝红糖水的时间一般以产后7～10天为宜。

3.产后不宜过多吃鸡蛋。产妇在坐月子期间滋补亏损，常以鸡蛋为主食。但吃鸡蛋过多也是有害的，并非越多越好。分娩后数小时，最好不要吃鸡蛋。因为在分娩过程中，产妇体力消耗大，出汗多，体内体液不足，消化能力也随之下降。若分娩后立即吃鸡蛋就难以消化，增加胃肠负担。应吃半流质或流质食物。根据国家对孕产妇营养标准规定，在整个产褥期间，每日需要蛋白质100克左右。因此，每日吃鸡蛋3～4个就足够了，不宜过多。

风温 温热 温疫 温毒 冬温

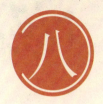

======原文→译文 ======================================

> 阳明温病，实热壅塞为哕①者下之。连声哕者，中焦；声断续，时微时甚者，属下焦。

阳明温病，若由于实热壅滞阻塞于胃从而导致呃逆的，则必须以攻下法进行治疗。若为呃逆连声的，通常病位于中焦；若呃逆声属于断断续续、时轻时重的那一种，那么其病位在下焦的居多。

======注释 ====================================

①哕：呃逆，俗称"打嗝儿"。

======延伸阅读 ============================

🏵 不可小觑的"防风粥"和"吴茱萸粥"

防风粥

原料　防风10克，葱白2根，粳米60克。
制法　葱白、防风煎取药汁。粳米下锅煮粥，临熟时加进药汁稍煮即可。
功效　祛风解表，散寒止痛。
用法　温热随意服食。

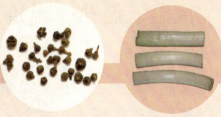

吴茱萸　　　　　葱白

吴茱萸粥

原料 吴茱萸末1克，葱白3
寸段，粳米50克。

制法 先煮米做粥如常法，
临熟入吴茱萸末及葱白，调匀。

功效 温中逐寒。

用法 可供早餐食用，或不拘时食服。有热者慎用。

适用 脘腹作痛、呕吐吞酸、胁痛、疝气作痛、脚
气肿痛、腹泻久痢等病证。

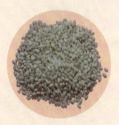

粳米

贰 健忘者应该吃什么食物

　　健忘是因大脑神经衰弱导致记忆减退、遇事善忘的疾病。中医称其为
"喜忘""善忘"，多由心脾不足、肾精虚衰而起。因为心脾主血，肾主
精髓，如果思虑过度，伤及心脾，则阴血耗损；或房事不节，精亏髓减，
则脑失所养，令人健忘。至于年老神衰而健忘，多系生理功能减退现象，
则另当别论。宜忌原则为：健忘者除适宜多食用、常食用富含蛋白质、维
生素以及微量元素的食物外，还要根据体质和病情，选择补益心脾或滋肾
填精的食物。忌食用刺激性的食物和动物脂肪且忌烟酒。

宜食

　　猪脑、鸽蛋、鹌鹑蛋、核桃仁、桑椹、桂圆肉、柏子仁、莲子、灵
芝、何首乌、大枣、人参、蜂蜜、枸杞子、冬虫夏草、海松子、紫菜、黄
鳝、羊髓、蜂乳、黑芝麻、银耳、海参、芡实、鱼鳔、玉米、小麦芽、黄
大豆、鸡蛋、荔枝、茯苓等食物。

忌食

　　大葱、香菜等食物。

风温 温热 温疫 温毒 冬温

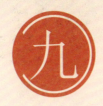

===== **原文→译文** ===

阳明温病，下利谵语①，阳明脉实，或滑疾者，小承气汤主之；脉不实者，牛黄丸主之，紫雪丹亦主之。

阳明温病，若有泄泻、谵语等症状，并且右关部阳明脉象实或滑疾，治疗汤方则应使用小承气汤；若脉象不实的，则应该采用牛黄丸进行治疗，当然也可以使用紫雪丹。

===== **注释** ===

①**下利谵语**：出现泄泻、谵语等症状。

===== **主攻汤方** ===

名称　小承气汤方。（苦辛通法重剂）

成分　大黄15克，厚朴6克，枳实3克。

用法　上药加水8杯，煮成3杯药液。先服1杯，如肠中宿粪得以排出，则不必再服；如服后仍不解大便，可再服。

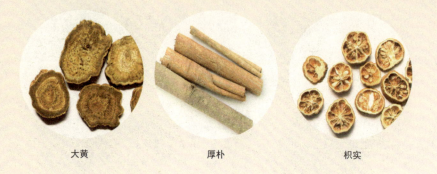

大黄   厚朴   枳实

壹 靓汤是这样做成的

绿豆蒜汤

原料　大蒜瓣50枚（50岁以下者以1岁1枚计算），绿豆100克，冰糖适量。

制法　大蒜剥去外皮，绿豆洗净，同放入锅内，加水500毫升，用大火烧沸，改小火炖熟，加冰糖，待溶化即可。

功效　清肝火，降血压。

用法　每日1剂，分数次饮用，疗程不限。

适用　高血压面赤、头痛、眩晕、爱发脾气。

苦瓜芹菜汤

原料　苦瓜60克，芹菜200克。

制法　将芹菜洗净、切段，与苦瓜共入锅，加水煎服。

功效　清热凉血，平肝明目，降脂降压。

用法　每日1剂，可连服10日。

适用　高血压、高血脂。

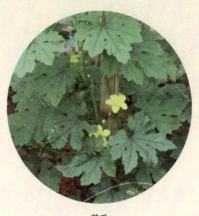

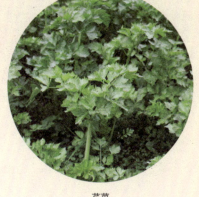

苦瓜   芹菜

贰 老年人不适合多吃牛内脏

　　牛内脏包括牛肚（即牛胃）、牛心、牛肺、牛肝等，它们在市场上都有销售。内脏类含维生素和矿物质较多是不容置疑的，如牛肝内含维生素A量为18300国际单位，仅次于羊肝，在食用原料类中含维生素A的量位于第二位，牛肝和牛心等含钙、磷、铁较多。中医认为以脏补脏，如《本草纲目》一书中有"以胃治胃，以心治心，以血导血，以骨入骨，以髓补髓，以皮治皮"之说，可见内脏有补虚损、健脾胃的功效。但在牛的内脏中除含有上述营养物质外，还含有较多的胆固醇。老年人的消化功能在逐渐减弱，按说应多食补脏食物，可是摄入牛内脏会使胆固醇在体内聚集，将导致一些所谓"富贵病"的发生，对心、脑、血管不利。尤其是老年人的心、脑、血管很易病变，再多吃一些促其病变的食物，对机体危害更大。所以，老年人吃动物内脏可选用其他动物类，而牛内脏要少吃。

风温 温热 温疫 温毒 冬温

═════原文➜译文═══════════════════════

> 温病三焦俱急①，大热大渴，舌燥。脉不浮而燥②甚，舌色金黄③，痰涎壅甚，不可单行承气者，承气合小陷胸汤主之。

温病在热势亢盛的时候会引发三焦俱病，在临床上可以看到壮热，口大渴，舌苔干燥。如果病证表现为脉象不浮而十分躁急，苔色为金黄色，咽喉部有不少痰涎壅滞时，千万不能单独使用承气汤，而应该共同采用承气汤和小陷胸汤。

═════注释════════════════════════

1 **三焦俱急**：由于邪气盛壮，在上焦肺热未清，即累及中、下二焦，三焦症候同时并见，病情重，病势急，故称三焦俱急。

2 **脉不浮而燥**：指脉象急躁，与和缓脉象相反。燥同"躁"。

3 **舌色金黄**：指出现明亮的黄色舌苔。

═════主攻汤方══════════════════════

名称 承气合小陷胸汤方。（苦辛寒法）

成分 生大黄15克，厚朴、枳实、黄连各6克，半夏、瓜蒌各9克。

用法 上药加水8杯，煮成3杯药液。先服1杯，如服后不解大便，则再服1

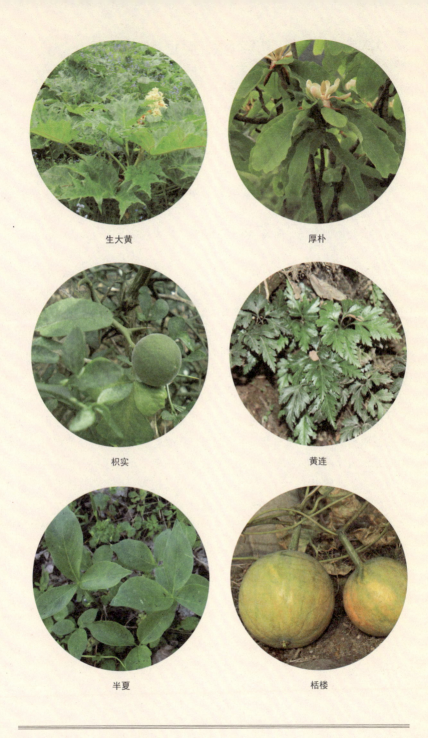

生大黄

厚朴

枳实

黄连

半夏

栝楼

杯；如果服后大便畅通，可不必再服；若仍不排便，则再服。

══════延伸阅读══════════════════════════════════════

壹 急性支气管炎饮食宜忌

宜食

富含维生素A和胡萝卜素的食物，如动物肝脏、肾脏、蛋黄、鱼类，以及胡萝卜、西红柿、各种绿叶蔬菜等。如有发热，可食用清淡的流质或半流质食物，如米汤、面汤、牛奶、藕粉、鸡蛋羹等。

忌食

油煎炸食物和不发酵面食，如油条、麻球、麻花、油饼等。这些食物不易消化，食用后会影响脾胃消化功能，生热胀气，助湿生痰，使得咳嗽、咳痰的症状加重。生冷食物，如生冷的瓜果、拌凉菜、冷饮、海鲜等，因容易被细菌污染，如太凉可引起气管痉挛，黏膜上皮细胞活动减慢，使得咳嗽加重，痰不容易排出。辛辣刺激性食物，如辣椒、大蒜、韭菜、洋葱，以及胡椒粉、芥末等，食用后刺激气管，可引起呛咳，甚至引起黏膜破裂出血。有兴奋作用的食物，如咖啡中的咖啡因有兴奋作用，会影响呼吸道的正常生理功能，可引起痰液积聚；浓茶也有同样的作用，可能会减低治疗药物的效果。痰多者不宜食用白萝卜，食用后会加重症状；支气管炎痰湿较盛者，不宜食用海蜇，食用后使痰湿加重；气管炎等呼吸系统疾病痰多者，不宜食用橘子；石榴性味甘酸，有收敛津液的作用，助湿生痰，支气管炎痰湿较盛者不宜食用；乌梅味酸，助湿生痰，气管炎、支气管炎及痰湿较盛者不宜食用；桂圆肉味甘性温，助湿生痰，支气管炎患者不宜多食；呼吸系统疾病患者忌睡前饮酒，因可能会影响睡眠中的呼吸，甚至抑制呼吸。

宜食

高蛋白高维生素饮食。慢性气管炎患者病程长，反复发作；有咳嗽、咳痰或气喘等症状；多数患者年纪大，体质比较虚弱。咳嗽排痰，实际就是消耗体内的能量贮备，使蛋白质缺乏，抵抗力降低。因此，需要及时补充蛋白质。可选用鸡肉、鸡蛋、猪瘦肉、鱼类、豆制品等。还应多摄取富含维生素C、维生素A、维生素B族的食物。维生素C能提高人体的抵抗力，增强免疫功能。宜选用健脾补肾、益肺祛痰、理气止咳的食物，如梨子、橘子、枇杷、百合、莲子、白木耳、核桃、蜂蜜，这些食物既能强身，又有助于减轻临床症状。增加水分供给量：大量喝水有助于稀释痰液，有利于清洁呼吸道内的痰液。还可以选用花生、橘饼、金橘、百合、胡桃仁、石耳、山药、芥菜、燕窝、灵芝、冬虫夏草、紫河车、猪肺、佛手柑、栗子、马兰头、羊肉、橘皮、萝卜、生姜、饴糖等。

忌食

忌食蚌肉、螃蟹、蛤蜊、螺蛳、柿子、香蕉、西瓜、罗汉果、石榴、荸荠、丝瓜、薄荷等食物。腥膻油腻食物，如黄鱼、带鱼、蟹类、虾和肥肉等。刺激性食物，如辣椒、大蒜、香葱、韭菜、芥末等，会直接刺激呼吸道，导致支气管平滑肌痉挛，使咳嗽、气喘加重，痰液增多，不利于病情恢复。奶制品：因其可引起痰液变稠，感染加重，故应限制食用。戒烟限酒：因烟、酒会使支气管扩张，呼吸道黏膜充血、水肿，分泌物增加；烟尘会破坏气管和肺的生理功能和防御能力。腌渍及味咸食物：容易积湿生痰，痰浊阻遏肺气，会加重病情。过冷过热食物，会刺激气管，引起阵发性咳嗽，应限制食用。

风温 温热 温疫 温毒 冬温

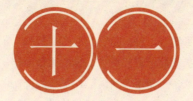

====原文➡译文====

> 阳明温病，无上焦证，数日不大便，当下之，若其人阴素虚①，不可行承气者，增液汤主之。服增液汤已。周十二时②观之，若大便不下者，合调胃承气汤微和之。

阳明温病，无上焦症候，几日都没有大便，则可用攻下法进行治疗。若患者的阴液素亏，即使大便不通也应禁用承气汤，而应该使用增液汤。服用增液汤后，必须对患者细心观察二十四小时，若患者仍不解大便，则可配合调胃承气汤轻下，从而调和其胃气，使大便通畅。

====注释====

1 阴素虚：指该患者平素的体质偏于阴虚。

2 周十二时：以地支计时，每一时相当于现在的二小时，十二时为二十四小时，二十四小时为每日，故称"周"。

====主攻汤方====

名称 增液汤方。（咸寒苦甘法）

成分 玄参30克，麦冬（连芯）、细生地黄各24克。

用法 上药加水8杯，煮成3杯药液。患者口渴时给其饮用，直至饮完。如服后仍不解大便，再配1剂煎服。

壹 油漆筷子要不得

油漆筷子虽漂亮美观，又容易洗涤，但油漆是有毒之物，无论红漆、黑漆或清漆，涂在筷子上对人体都是有害的。

油漆由基质、油脂、有机溶剂、充填剂和苯料加工制成。其常用的溶剂有苯、二甲苯、丙酮、丁醇等。这些溶剂都是有毒物质，在常温下就能挥发，而且温度越高，挥发越快。这些有机溶剂会通过呼吸被吸入肺部，还会通过皮肤、口腔黏膜的接触进入人体。另外，这些有机物在油脂中容易被溶化，可随食物进入人体。如果长期使用油漆筷子，必然会对人体造成危害。因此，油漆筷子是忌使用的，当然也忌生产。

贰 为什么应少吃过油的茄子

茄子是一种营养价值很高的蔬菜。所含脂肪和热量极低，每100克紫色的长茄子含脂肪0.1克，其热量还不到苹果的一半。所含蛋白质1克，碳水化合物3.5～4克，膳食纤维1.2～1.9克，抗坏血酸5～7毫克，在蔬菜当中算是平均水平。此外，其中还有微量的胡萝卜素，少量维生素B_1、维生素B_2和烟酸。巴西科学家在实验中发现，吃茄子后人体内的胆固醇含量能下降10%。美国营养学家在介绍降低胆固醇的蔬菜时，也总是把茄子排在首位。日本科学家研究证实，茄子有提高免疫系统功能的作用，还具有预防癌症的功效。

值得一提的是，茄子中还有大量的钾，缺钾的人脑血管破裂风险增大。同时，适量的钾还能帮助维持人体的酸碱平衡，避免体质偏酸，减轻水肿。对于高血压、动脉硬化的患者以及广大中老年人来说，茄子是一种理想的保健蔬菜。然而，要发挥茄子的优势，除了选择茄子的品种之外，还要注意茄子的烹调方法。

在做烧茄子的时候，用油炸切好的茄子，也就是"过油"，这时候油温很高，一般会达到180℃左右，这么高的温度造成了类黄酮的严重损失，茄子的保健作用也就去其大半了。

维生素C与类黄酮一起食用时具有"协同作用"，因为类黄酮可以防止维生素C被氧化破坏，而维生素C能促进类黄酮的防病作用。在制作烧茄子的时候，茄子里怕热的维生素C，更是在热油中损失殆尽。实际上，油炸茄子不仅会造成维生素C的降解，还会使维生素B_1和维生素B_2损失惨重，导致茄子总体的营养价值大打折扣。

烧茄子还有一个问题，就是把茄子变成了一种高热量、高脂肪的食物。众所周知，茄子在烹调的过程中非常"吃油"，经常食用这样的菜肴会让人发胖，而发胖就会增加患各种慢性病的危险。对肥胖者来说，这种油汪汪的菜肴应尽量避免。

风温　温热　温疫　温毒　冬温

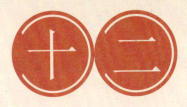

原文→译文

> 阳明温病，下后汗出^①，当复其阴，益胃汤主之。

阳明温病，采用攻下法后发现有汗出的，治疗时必须采用滋补阴液的治疗方法，即采用益胃汤。

注释

①**汗出**：汗出之证，有内热甚，逼汗外出；有邪被解除而汗出者；有阳虚自汗出者，邪正相争战而汗出者，临证当细辨。

主攻汤方

名称　益胃汤方。（甘凉法）

成分　沙参9克，麦冬、细生地黄各15克，冰糖3克，玉竹（炒香）4.5克。

用法　上药加水5杯，煮成2杯药液，分2次饮服，药渣可再煮取1杯服用。

壹 不要过早地晨练

自古以来，人们就提倡在清晨锻炼身体，尤其是在树林中晨练。殊不知，过早晨练对身体无益，反而有害。

植物可以净化空气，原因是植物在进行光合作用时，能够吸收二氧化碳，放出氧气。但是如果光照强度不足，植物就不能进行光合作用，只能进行呼吸。这时，它只是吸收氧气，放出二氧化碳，尤其是在天亮前，植物所放出的二氧化碳积聚浓度较高。在这种环境下锻炼身体或进行其他活动，会吸进较多的二氧化碳。同时，据环保专家的研究，在每日中，早晨6时左右，空气污染最为严重，这时候进行锻炼，吸入的空气越多，人体受污染的危害就越大。

贰 两道止"眩晕"的茶

天麻茶

原料　天麻6克，蜂蜜适量，绿茶3克。
制法　先将天麻切片，置于砂锅内，加水300毫升，煎沸20分钟，加入绿茶，少沸片刻，调入蜂蜜即可。
功效　止眩晕，清头目。
用法　每日1剂，分2次温服，可食天麻。
适用　高血压眩晕重者。

罗布麻降压茶

原料　罗布麻叶500克，茉莉花少许。
制法　将少量的鲜茉莉花与干燥的罗布麻叶同置于密闭的容器内，熏24小时后去茉莉花，将罗布麻低温（50～60℃）烘5～10分钟，分装于滤泡纸袋，每袋4.5克，放干燥处贮存即可。
功效　清火降压，强心利尿。
用法　每日1袋，用沸水冲泡10分钟，不拘时代茶频服。
适用　高血压面赤、头痛、眩晕、失眠。

风温 温热 温疫 温毒 冬温

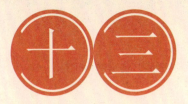

======== 原文➡译文 =========================

> 下后无汗脉浮①者，银翘汤主之；脉浮洪②者，白虎汤主之；脉洪而芤者③，白虎加人参汤主之。

使用攻下法后，患者的身上没有出汗但脉象浮，要采用银翘汤；若脉象浮洪，那么就可以采用白虎汤进行治疗；若脉象洪大而芤，则应用白虎加人参汤。

======== 注释 =========================

①脉浮：正如上焦首条中所言之"浮"，浮为邪气在表，或邪气有外出之势。治疗要随其势，因势利导。

②脉浮洪：洪大表示热邪炽盛，津液煎灼，故以白虎汤治之。

③脉洪而芤者：脉洪为热甚，芤为浮而散大。

======== 延伸阅读 =========================

壹 患了脂肪肝，让这三种汤帮你解决

参芪茵陈汤

原料 丹参、黄芪、茵陈各30克，柴胡、当归、鸡血藤各15克，白术、牛

膝、泽泻、山楂、枸杞子、淫羊藿、枳壳、黄皮各10克，生大黄（后下）9克。

制法 水煎取药汁。

功效 健脾补肾，活血通络，行气化湿。

用法 每日1剂，分2次服用。连服2～4个月。

适用 脂肪肝。

降脂益肝汤

原料 泽泻20～30克，生何首乌、草决明、丹参、黄精各15～20克，生山楂30克，虎杖12～15克，大荷叶15克。

制法 水煎取药汁。

功效 清热利湿，活血化瘀。

用法 每日1剂，分2次服用。连服4个月为1个疗程。

适用 脂肪肝。

祛湿化痰复肝汤

原料 茵陈、白豆蔻仁、厚朴花、泽兰叶、郁金、金钱草、草决明、生槐花各15克，土茯苓20克，生薏苡仁、山楂肉、丹参各30克。

制法 水煎30分钟，去渣取药汁。

功效 祛湿化痰，平肝活血。

用法 每日1剂，分2次服用。

适用 脂肪肝。

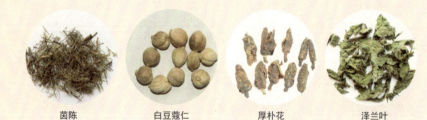

茵陈　　　　　白豆蔻仁　　　　　厚朴花　　　　　泽兰叶

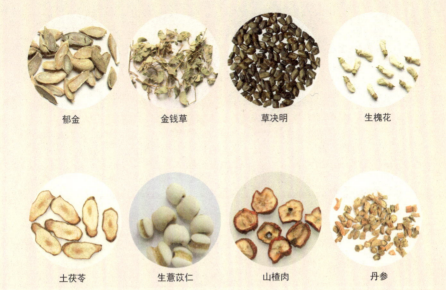

郁金　　　　　金钱草　　　　　草决明　　　　　生槐花

土茯苓　　　　生薏苡仁　　　　山楂肉　　　　　丹参

贰 老人和儿童不适合长期饮用纯净水

　　中国消费者协会发布消费提示说，人体大多适宜喝弱碱性的水，尤其老人、青少年儿童及婴幼儿不宜将纯净水作为常饮水长期饮用。

　　据了解，制备纯净水大多采用反渗透法技术，该方法采用反渗透膜装置达到净化水的目的。这种方法虽然能有效去除细菌和有机物等污染，但也同时去除了钙、镁、锰、锌、硅等人体所需要的矿物质。因此，纯净水虽无污染，但也基本没有了营养素。

　　中国消费者协会提醒消费者饮用纯净水要适度，要定期全面清洗（消毒）饮水机。桶装纯净水启封后，要在1周内饮用完，且在3天后不要直接饮用凉水，应煮沸后再饮用。

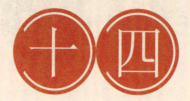

风温　温热　温疫　温毒　冬温

十四

下后无汗，脉不浮而数①，清燥汤主之。

攻下法后，患者的身上没有出汗，脉不浮而呈现数象，应该使用清燥汤。

======注释=======================================

①**脉不浮而数**：脉不浮而呈现数象。

======主攻汤方===================================

名称　清燥汤方。（甘凉法）
成分　麦冬、细生地各15克，知母6克，人中黄4.5克，玄参9克。
用法　上药加水8杯，煮成3杯药液，分3次服下。

壹 治疗溃疡性结肠炎的两款汤方

解毒生肌汤

原料 苦参、地榆、煅牡蛎各30克，制乳香、制没药各6～10克，甘草6克。

制法 水煎取药汁。

功效 解毒生肌。

用法 每日1剂，分2次服用。2周为1个疗程。

适用 溃疡性结肠炎。

祛风胜湿汤

原料 防风、葛根、芍药、徐长卿、白及、茯苓各15克，白芷、升麻、木香各10克。

制法 上药加水，煎取药汁250毫升。

功效 祛风胜湿。

用法 每日1剂，分早、晚饭前温服，病重者可每日2剂。3个月为1个疗程。

适用 溃疡性结肠炎。

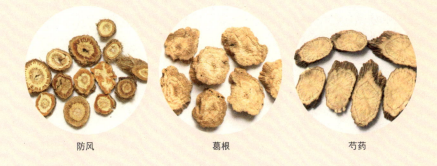

防风　　　　　　　　　葛根　　　　　　　　　芍药

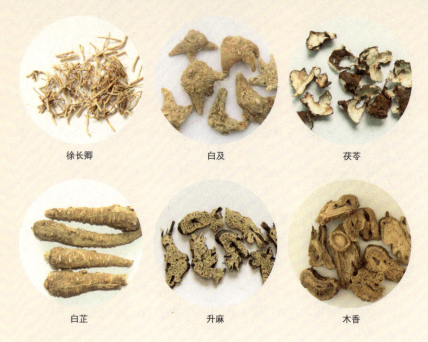

徐长卿 | 白及 | 茯苓

白芷 | 升麻 | 木香

贰 马肉怎么吃

性味　性寒，味酸、甘。
功效　长筋骨，强腰脊。

宜食

适宜气血不足、营养不良、腰酸腿软之人食用；适宜老年人食用；适宜动脉硬化、冠心病和高血压患者食用。马肉宜以清水漂洗干净，除尽血水后煮熟食用，不宜炒食。

忌食

根据前人经验，马肉忌与生姜、猪肉同食；患有痢疾、疥疮之人忌食。

提示

马肉出新疆、内蒙古、青海一带，当地居民多有食马肉的习惯。古代文献中称马肉有毒，明代李时珍在《本草纲目》中曾记载："食马肉中毒者，饮芦菔汁，食杏仁可解。"

风温　温热　温疫　温毒　冬温

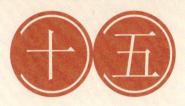

======== **原文➡译文** =========================

> 下后数日，热不退①，或退不尽，口燥咽干，舌苔干黑，或金黄色，脉沉而有力者，护胃承气汤微和之；脉沉而弱者，增液汤主之。

使用下法后经过几日，发热现象依然没有减退，或热势尽管有所减退但没有退尽，同时伴有口燥咽干，舌苔颜色发黑且干燥或舌苔颜色为老黄色，脉象沉而有力的，则应采用护胃承气汤轻下从而对胃气进行调和；若脉象沉而弱的，则可以采用增液汤。

======== **注释** ==============================

①退：减退。

======== **主攻汤方** =========================

名称　护胃承气汤方。（苦甘法）

成分　生大黄、玄参、细生地、麦冬（连芯）各9克，牡丹皮、知母各6克。

用法　上药加水5杯，煮成2杯药液，先服1杯，如果肠中结粪能排出，则不用再服，如不大便，再服1杯。

平"胃肠"良方

肠舒散

原料　黄芪、山药、赤石脂各3克，白术2克，肉桂、木香、乳香、没药各1克，白芍、诃子各1.5克，炙甘草、黄连、石榴皮各0.6克。

制法　上药研为细末，混匀，分成小包，每包质量为8克。

功效　健脾益气，涩肠止泻，缓急止痛，解毒消肿，活血生肌。

用法　每次1包，每日3次冲服。20日为1个疗程。

适用　溃疡性结肠炎。

茵陈白芷汤

原料　茵陈30克，白芷、秦皮、茯苓皮各15克，黄柏、藿香各10克。

制法　水煎取药汁。

功效　和中平胃、健脾止泻，清热利湿。

用法　每日1剂，分2次服用。15日为1个疗程。

适用　溃疡性结肠炎。